Starkes Immunsystem – weniger Infekte

In dieser Reihe sind bereits erschienen:

Gesunde Haut mit Homöopathie
Gesunde Tiere durch Homöopathie und Antihomotoxische Medizin
Stoffwechsel o.k. – Gesundheit o.k.
Die homöopathische Hausapotheke
Schweinefleisch als Krankmacher?
Gesund durch Entgiftung

Bitte beachten:
In diesem Ratgeber sind die Behandlung von Abwehrstörungen und Möglichkeiten zur Vorsorge dargestellt. Wie jede Wissenschaft ist die Medizin ständigen Entwicklungen unterworfen. Jeder Benutzer ist daher angehalten, durch sorgfältige Prüfung der Beipackzettel der verwendeten Präparate und gegebenenfalls nach Rücksprache mit dem Arzt oder Apotheker festzustellen, ob die dort angegebene Information zu Dosierung und Kontraindikationen gegenüber den Angaben in diesem Buch abweichen.
Einige Behandlungsmethoden weichen von der gängigen Lehrmeinung ab. Jeder Leser ist aufgefordert, in eigener Verantwortung zu entscheiden, ob und wie weit er die dargestellten Naturheilverfahren für sich nutzen will. Eine Haftung des Autors oder des Verlages und seiner Beauftragten für Personen-, Sach- und Vermögensschäden ist ausgeschlossen. Zu beachten sind die Hinweise im Text, die auf die Notwendigkeit ärztlicher Untersuchung und Behandlung aufmerksam machen.

Starkes Immunsystem – weniger Infekte

Dr. med. Dagmar Lanninger-Bolling

RATGEBER ANTIHOMOTOXISCHE MEDIZIN

AURELIA-VERLAG

Dr. med. Dagmar Lanninger-Bolling
Fachärztin für Innere Medizin/Naturheilverfahren
Königsteiner Straße 51
65812 Bad Soden

Die Deutsche Bibliothek - CIP-Einheitsaufnahme

Lanninger-Bolling, Dagmar
Starkes Immunsystem – weniger Infekte / Dagmar Lanninger-Bolling. – 1. Aufl. – Baden-Baden : Aurelia-Verl., 1999
(Ratgeber Antihomotoxische Medizin)
ISBN 3–922907–74–1

Postfach 10 00 45, D-76481 Baden-Baden
Dr.-Reckeweg-Straße 2–4, D-76532 Baden-Baden
E-Mail: info@aurelia-verlag.de
http://www.aurelia-verlag.de

Gestaltung: Maximilian Krauß
Lektorat: Aina Sylvester, Bettina Nellen
Druck: Franz W. Wesel, Druckerei und Verlag, Baden-Baden
Printed in Germany
1. Auflage 1999
ISBN 3-922907-74-1

Inhalt

Vorwort

Eine Infektanfälligkeit ist meist eines der ersten Signale des Körpers, mit dem er eine Abwehrstörung anzeigt. Es lohnt sich, dieses Signal ernst zu nehmen. Denn bei einer Infektanfälligkeit sind die Selbstheilungskräfte des Organismus noch intakt. Und gerade hier sind homöopathische und insbesondere Antihomotoxische Arzneimittel ideal geeignet, um die Abwehrkräfte des Körpers zu stärken. In meiner 20-jährigen Praxiserfahrung habe ich immer wieder erlebt, wie effektiv und hilfreich es ist, akute und chronische Infekte mit diesen homöopathischen Mitteln zu behandeln und damit die körpereigenen Selbstheilungskräfte aktiv zu unterstützen.

Diese wertvolle Erfahrung hat mich schließlich auch dazu bewogen, dieses Buch zu schreiben. Es soll allen Interessierten eine praktische Hilfestellung geben. Denn von Infekten ist im Laufe seines Lebens jeder betroffen. Auffallend ist die allgemeine Zunahme der Infektanfälligkeit – in allen Altersschichten, aber besonders gehäuft bei Säuglingen, Kleinkindern und älteren Menschen. Daher ist es sehr nützlich zu wissen, warum sie entstehen, welche Bedeutung sie für den Gesamtzustand des Körpers haben und was im akuten oder chronischen Stadium getan werden kann. Die Ursachen für Entstehung und Verlauf von Infekten und Infektanfälligkeit sind insbesondere an den Körperabwehr-Phasen, wie sie in der Antihomotoxischen Medizin beschrieben werden, sehr gut nachvollziehbar.

Um sowohl eine informative Lektüre als auch ein praktisches Nachschlagewerk zu bieten, unterteilt sich dieser Ratgeber in medizinische Basisinformationen (Kapitel 1–7) und die Erläuterung einer Reihe typischer Infektionskrankheiten mit praktischen Behandlungsvorschlägen (Kapitel 8–12). Dabei wird jeweils die Grenze zwischen Selbstmedikation und Notwendigkeit ärztlicher Behandlung aufgezeigt.

Ein umfangreiches Glossar, das es ermöglicht, das ein oder andere Fachwort immer wieder nachzuschlagen, findet sich am Ende des Ratgebers. Mit Hilfe des Sachwortverzeichnisses ist das schnelle Auffinden ganz spezieller Informationen jederzeit gewährleistet. Und für diejenigen, die noch mehr zum Thema lesen möchten, gibt es die „weiterführende Literatur".

Wenn es mir mit diesem Buch gelingt, Ihnen die Möglichkeiten der Homöopathie und Antihomotoxischen Medizin bei der Haupt- oder Begleitbehandlung von Infektionserkrankungen überzeugend nahe zu bringen, dann werden Sie möglicherweise bei der nächsten Erkältung schon viel besser gewappnet sein.

Bad Soden, August 1999 Dagmar Lanninger-Bolling

1 Das Geheimnis der Gesundheit – das rechte Maß

Wer kerngesund ist, der fühlt sich „rundherum wohl", den kann so leicht „nichts aus der Bahn werfen". Gesundheit heißt also, dass nicht nur Krankheitssymptome fehlen oder beseitigt sind, sondern dass der gesamte Organismus fit ist, was auch geistige und seelische Einflüsse mit einschließt. Genau das ist der Ansatz ganzheitlicher Therapiemethoden, bei denen schon die Prophylaxe eine große Rolle spielt.

Die Wurzeln ganzheitlicher Therapiemethoden reichen zurück bis in die Antike. Schon die griechischen Heilschulen pflegten die ganzheitliche Betrachtung des gesunden oder kranken Menschen. Die wichtigste Aufgabe des Arztes war es, Gesundheit zu erhalten. Therapien wurden erst dann angewandt, wenn alle vorbeugenden Gesundheitsmaßnahmen erschöpft waren. Zu diesen Gesundheitsmaßnahmen zählte unter anderem, was Hippokrates (ca. 460 v. Chr. – ca. 370 v. Chr.), der große griechische Vater der Heilkunst, unter dem Begriff der Diät (griech. diaita) als Lebensordnung aufgestellt hatte:

Schon Hippokrates erkannte die Notwendigkeit ganzheitlicher Therapiemethoden

- Ein geordneter Umgang mit Licht, Luft, Wasser, Wärme und Kälte. (Das heißt zum Beispiel, dem Wetter angepasste Kleidung zu tragen und exzessive Sonnenbäder zu vermeiden.)
- Ein maßvoller Gebrauch von Essen und Trinken.
- Ein Rhythmus von Bewegung und Ruhe, Arbeit und Freizeit.
- Ein Wechsel von Schlafen und Wachen.
- Ein Gleichgewicht durch Ausscheidungen und Absonderungen. (So sollte auf eine geregelte Verdauung geachtet werden. Auch über das Schwitzen werden Schadstoffe ausgeschwemmt.)
- Eine Beherrschung der Gemütsbewegungen.

Zusammengefasst heißt dies: Das rechte Maß halten! Im Gleichgewicht bleiben!

Heilkundige aller Zeiten, die sich um natürliche Heilweisen bemüh(t)en, haben die Grundsätze des „rechten Maßes“ immer in ihre therapeutischen Betrachtungen einfließen lassen. Und heute, in einer Zeit, in der viele Faktoren dazu beitragen, dass die Lebensumstände zu einem eher unausgewogenen Maß führen, ist das Bewusstsein um „Balance“ fast wichtiger denn je. Denn täglich ist der Körper äußeren und inneren Einflüssen ausgesetzt – von klimatischen Verhältnissen über chemische Einwirkungen bis hin zu „Attacken“ von Mikroben und Schadstoffen – all das muss er permanent kompensieren, die „Wogen wieder glätten“, alles wieder ins Lot bringen. Hierfür ist der Organismus von Natur aus gut gerüstet, unter anderem mit einem komplexen Abwehrsystem.

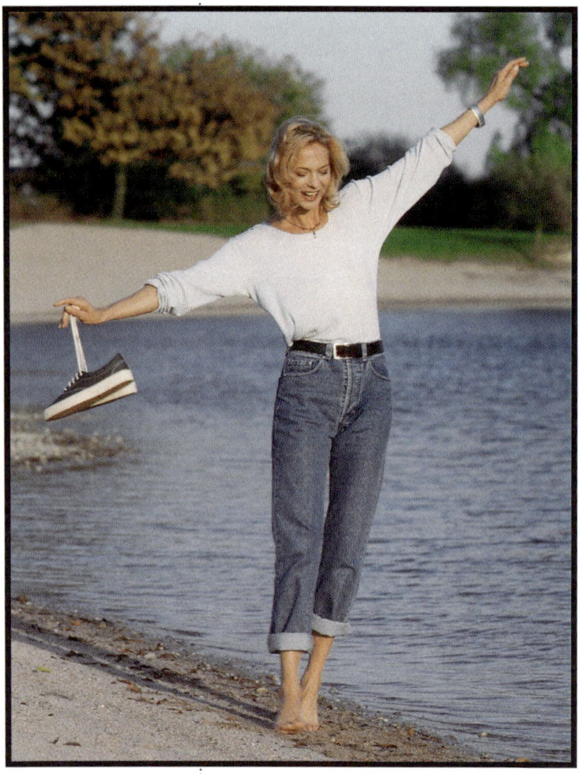

Abb. 1:
Der Organismus eines gesunden Menschen befindet sich im Gleichgewicht.

Manchmal jedoch gelingt es dem Abwehrsystem nicht mehr, den Gesundheitszustand optimal aufrecht zu erhalten; sei es, dass die belastenden Einflüsse zu stark sind, dass es aufgrund von Fehlfunktionen im Organismus geschwächt ist oder dass es auf Grund einer ungesunden, „maßlosen“ Lebensweise überfordert ist.

Ein erstes Signal für eine Abwehrstörung ist, wenn der Mensch einen Infekt bekommt. Ein grippaler Infekt und Magen-Darm-Infekt sind Erkrankungen, die jeder schon einmal erlebt hat. Ein Infekt (lat. inficere, infectum = hineintun, anstecken) wird medizinisch definiert als „Ansteckung, lokale oder allgemeine Störung des Organismus durch Krankheitserreger, die von außen in die Organe oder Gewebe eindringen und die Fähigkeit haben, sich zu vermehren und auf andere Individuen übertragen werden können“.

Ein Infekt – das erste Signal einer Abwehrstörung

In der Regel kommen Infekte bei einem Menschen nur vereinzelt vor. Häufen sie sich aber – liegt also eine gewisse Infektanfälligkeit vor –, so deutet das auf eine generelle Abwehrstörung hin. Die gute Nachricht dabei ist: Die Selbstheilungskräfte des Organismus sind noch intakt. Das eröffnet die Möglichkeit, frühzeitig natürliche, Gesundheit und Abwehr fördernde Maßnahmen in die Wege zu leiten, die die Balance im Organismus wieder herstellen, ihn stärken und widerstandsfähig machen. Gerade homöopathische und insbesondere Antihomotoxische Arzneimittel (eine spezielle Form von Homöopathika) sind dazu geeignet, um im Körper Impulse zur Stärkung der Abwehrkräfte zu setzen, und zwar sowohl als begleitende Therapie bei einem akuten Infekt als auch, um den Organismus langfristig zu stabilisieren.

2 Lästige Störenfriede – das Immunsystem hält sie in Schach

Um die harmonische Funktion der Organsysteme zu gewährleisten, ist der Körper mit einem komplexen Abwehrsystem ausgestattet. Es untergliedert sich in ein *unspezifisches* und in ein *spezifisches Abwehrsystem.*

Zum *unspezifischen Abwehrsystem* zählen verschiedene physikalische Schutzmechanismen (z.B. Säureschutzmantel der Haut) und biologische Schutzmechanismen (z.B. antibakteriell wirkende Enzyme). Das *spezifische Abwehrsystem*, das Immunsystem, zeichnet sich aus durch die Fähigkeiten, das „Selbst" von „Fremdem" zu unterscheiden, gegen einen fremden/schädigenden Stoff (Antigen) ganz bestimmte körpereigene Antikörper bilden zu können und zudem über ein „Gedächtnis" zu verfügen, das bei erneuter Konfrontation mit diesem Antigen eine besonders schnelle Immunreaktion auslöst. Beide Abwehrsysteme, das unspezifische und das spezifische, sind permanent in Alarmbereitschaft und sofort aktiv, wenn irgendetwas die Balance zu stören droht.

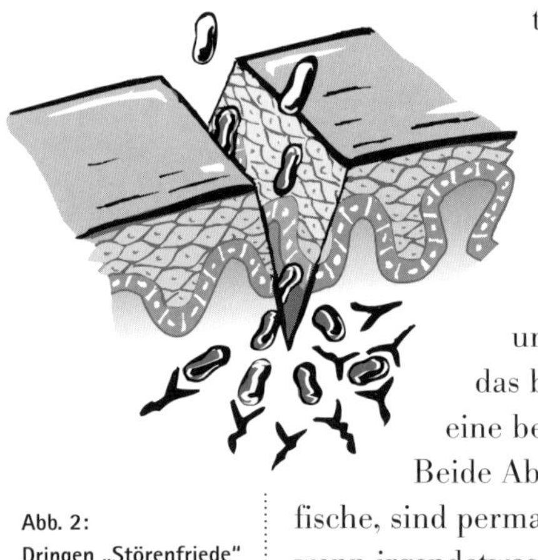

Abb. 2: Dringen „Störenfriede" wie beispielsweise Bakterien über Hautverletzungen in den Körper ein, so ruft das sofort Immunzellen auf den Plan.

Das unspezifische Abwehrsystem reift bereits mit der Entwicklung des Embryos heran. Die spezifische Immunität dagegen wird zunächst von der Mutter über das Blut auf den Fötus übertragen – in Form von Antikörpern. Später überträgt sie beim Stillen ebenfalls Antikörper mit der Muttermilch. Das Stillen wirkt sich daher sehr positiv auf die Entwicklung der Abwehrfähigkeit des Kindes aus.

Gegen Ende des fötalen Stadiums setzt die eigene Produktion von Antikörpern ein, und nach der Geburt beginnen Knochenmark und Thymus auf Hochtouren zu arbeiten, damit der Organismus optimale Abwehrkräfte entwickelt. Im Alter von etwa zehn Jahren ist das Immunsystem auf dem Höhepunkt seiner Leistungskraft; im Laufe des Lebens nimmt diese allmählich wieder ab.

Im Kindesalter ist das Immunsystem auf dem Höhepunkt seiner Leistungskraft

Ärger mit den Nachbarn

Die weitaus meisten „Störenfriede“, die den Organismus attackieren, kommen aus dem Umfeld (siehe Tab. 1). Dazu zählen *physikalische Einwirkungen* (Kälte, Hitze, Wind, UV-Strahlung u.a.), *chemische Einwirkungen* (Nahrungsmittel, Arzneimittel, Umweltgifte sowie Stoffe im Körper selbst wie z.B. überalterte und krankhaft veränderte Zellen), *Mikroorganismen* (Bakterien, Viren, Pilze sowie deren Toxine), des weiteren, wenn auch seltener, *Protozoen* (tierische Einzeller) und *Würmer*.

◆ *Bakterien:* Bakterien sind einzellige Mikroorganismen, deren zahlreiche Arten (darunter viele Krankheitserreger) sich durch einfache Querteilung vermehren.

◆ *Viren:* Viren sind infektiöse Partikel (20 bis 300 Nanometer [1 Nanometer = 1-tausendstel Millimeter] Durchmesser), die sich in den Zellen einnisten und mit Hilfe spezieller Mechanismen die Zellstrukturen des Opfers für die eigene Vermehrung nutzen.

◆ *Pilze:* Es gibt über 100 000 Pilzarten, von denen einige wenige als Krankheitserreger beim Menschen bekannt sind. Der Hefepilz Candida beispielsweise kann eine Infektion von Haut und Schleimhäuten auslösen, deren Behandlung ein ganzheitliches Therapiekonzept erfordert.

Mikroorganismen und Urtierchen belästigen den Organismus

◆ *Protozoen:* Die tierischen Einzeller, auch „Urtierchen" genannt, sind häufig Verursacher von Infektionskrankheiten beim Menschen, vor allem in tropischen und subtropischen Ländern. Die Übertragung erfolgt insbesondere durch Insekten (z.B. Stechmücken), aber auch durch schlechte Hygiene oder verunreinigte Lebensmittel.

◆ *Würmer:* Würmer sind Infektionserreger, die direkt über die Haut oder Schleimhaut in den Organismus eindringen können. Häufig werden sie von Gliederfüßlern, zum Beispiel von Insekten und Spinnentieren, übertragen.

Die meisten dieser Störenfriede und Einwirkungen aus dem Umfeld verursachen normalerweise keine Probleme, denn das Immunsystem hält sie in Schach. Wenn aber das erträgliche Maß überschritten wird oder der Mensch sich in einem Schwächezustand befindet, das Immunsystem also unter Umständen nicht optimal arbeitet, können sie gesundheitliche Schäden anrichten.

So kann dann bei den *physikalischen Einwirkungen* Wind (Zug) zu einer Erkältung führen, Durchnäs-

Physikalische Einwirkungen

- Kälte
- Hitze
- Wind
- Röntgenstrahlung, Radioaktivität
- UV-Strahlung

Chemische Einwirkungen

- Nahrungsmittel
- Arzneimittel
- Umweltgifte
- Allergene
- anomale Körperzellen

Mikroorganismen

- Bakterien
- Viren
- Pilze

Protozoen/Einzeller

Übertragung durch:

- Stechmücken, Tsetsefliege u.a.
- mangelnde Hygiene
- verdorbene Lebensmittel

Würmer

- Bandwurm
- Leberegel
- Trichinen u.a.

sung und Unterkühlung zu einer Blasenentzündung und eine Überdosis von UV-Strahlen zu einem Sonnenbrand mit Fieber und Kreislaufkollaps. Die vielfältigen *chemischen Einwirkungen* durch Arzneimittel, Umweltgifte und Allergene spielen in der heutigen Zeit aufgrund ihres hohen Aufkommens eine große Rolle und führen dazu, dass die körpereigenen Abwehrfunktionen stark gefordert, oftmals sogar überfordert werden. Das wiederum erhöht die Anfälligkeit des Körpers, insbesondere für Infekte.

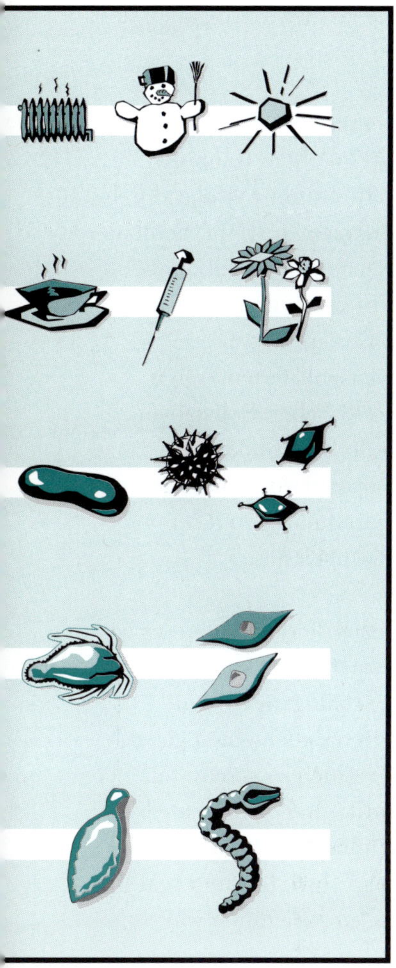

Und bei den *Mikroorganismen* sind zum einen die Stoffwechselprodukte dieser Eindringlinge toxisch, zum anderen ist ihre Vermehrungsrate rasant, so dass der Körper alle immunwirksamen Register ziehen muss, um die Erreger und deren giftige Stoffwechselprodukte zu vernichten und aus dem Organismus zu entfernen.

Bei der Abwehr all dieser schädigenden Einwirkungen arbeitet das Immunsystem in Form eines komplexen Zusammenspiels von unterschiedlichen Strukturen, worauf im folgenden Kapitel näher eingegangen wird.

Tab. 1:
Der Organismus ist einer Reihe von Einflüssen beziehungsweise Angriffen ausgesetzt, die er mit Hilfe des Immunsystems abwehren oder ausbalancieren muss.

3 Hand in Hand gegen den Feind – so arbeitet das Immunsystem

Die Abwehr körperfremder Substanzen und die kontinuierliche Überwachung des Organismus im Hinblick auf anomale, zu entsorgende Körperzellen – das sind die zentralen Aufgaben des Abwehrsystems.

Bei der Erfüllung dieser Aufgaben arbeiten das unspezifische Abwehrsystem und das spezifische Abwehrsystem (Immunsystem) eng zusammen. Die unspezifische Abwehr erfolgt durch verschiedene physikalische Schutzmechanismen (Haut, Schleimhäute) und durch biologische Schutzmechanismen (z.B. antibakteriell wirkende Enzyme sowie diverse Substanzen/Strukturen in Zellen, Geweben und Schleimhäuten). Das spezifische Abwehrsystem arbeitet zum einen mit spezialisierten Zellen (zelluläre Immunität), zum anderen mit löslichen Substanzen, den so genannten Antikörpern (humorale Immunität). Bei Abwehrprozessen laufen sowohl die unspezifischen und die spezifischen Mechanismen als auch die zellulären und humoralen immunologischen Reaktionen gekoppelt ab.

Abb. 3: Um Antigene in Schach zu halten, entwickelt das Immunsystem ganz genau passende Antikörper.

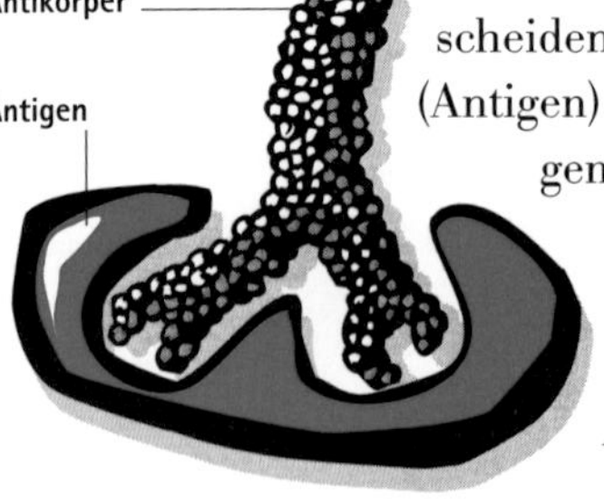

Das Immunsystem geht dabei hoch spezialisiert vor, denn es ist in der Lage, „körperfremd“ von „körpereigen“ zu unterscheiden und gegen einen fremden/schädigenden Stoff (Antigen) mit Hilfe seiner spezialisierten Zellen einen ganz genau passenden Abwehrstoff – einen so genannten Antikörper – zu bilden. (Antikörper werden auch Immunglobulin genannt und in fünf Immunglobulinklassen unterteilt: IgG, IgA, IgD, IgE und IgM.) Antigen und Antikörper passen zusammen wie

Schlüssel und Schloss. Durch die Anhaftung des Antikörpers am Antigen bildet sich ein neuer Komplex (Antigen-Antikörper-Komplex), das Antigen liegt sozusagen in Handschellen. Gebunden in diesem Komplex kann das Antigen nun vom Organismus neutralisiert, vernichtet und über die normalen Ausscheidungsmechanismen (Harn, Stuhl usw.) entsorgt werden. Hierbei treten wiederum Zellen und Strukturen des unspezifischen Abwehrsystems in Aktion.

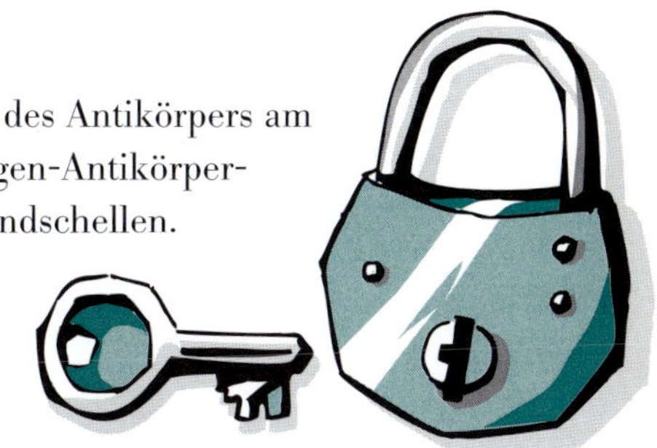

Abb. 4: Wie Schlüssel und Schloss passen Eindringling (Antigen) und Antikörper zusammen.

Und noch eine weitere Höchstleistung hat das Immunsystem aufzuweisen: Wie in einem Computer sind die „Baupläne" der einmal gebildeten Antikörper gespeichert. Wird der Organismus dann erneut mit einem entsprechenden Antigen konfrontiert, zieht das Immunsystem sozusagen blitzschnell den Bauplan aus der Schublade und ist dadurch in der Lage, noch schneller die Abwehr einzuleiten. Dieser Mechanismus wird bei Impfungen genutzt: Durch die Verabreichung abgeschwächter oder abgetöteter Mikroorganismen (Viren, Bakterien usw.) bildet der Körper entsprechende Antikörper, die dann im „Ernstfall", also bei einem entsprechenden Infekt, sofort zur Verfügung stehen.

Um all diese hoch spezialisierten Funktionen ausüben zu können, verfügt das Immunsystem über

1. die Mitarbeit vieler Organsysteme,
2. eine Heerschar spezialisierter Zellen sowie
3. über ein „Waffenarsenal" an Abwehrstoffen.

Das zeigt deutlich, dass jeder Abwehrvorgang eine ganzheitliche Leistung des Organismus ist. Die drei Standbeine des Immunsystems werden – für interessierte Leser – im Folgenden näher erläutert.

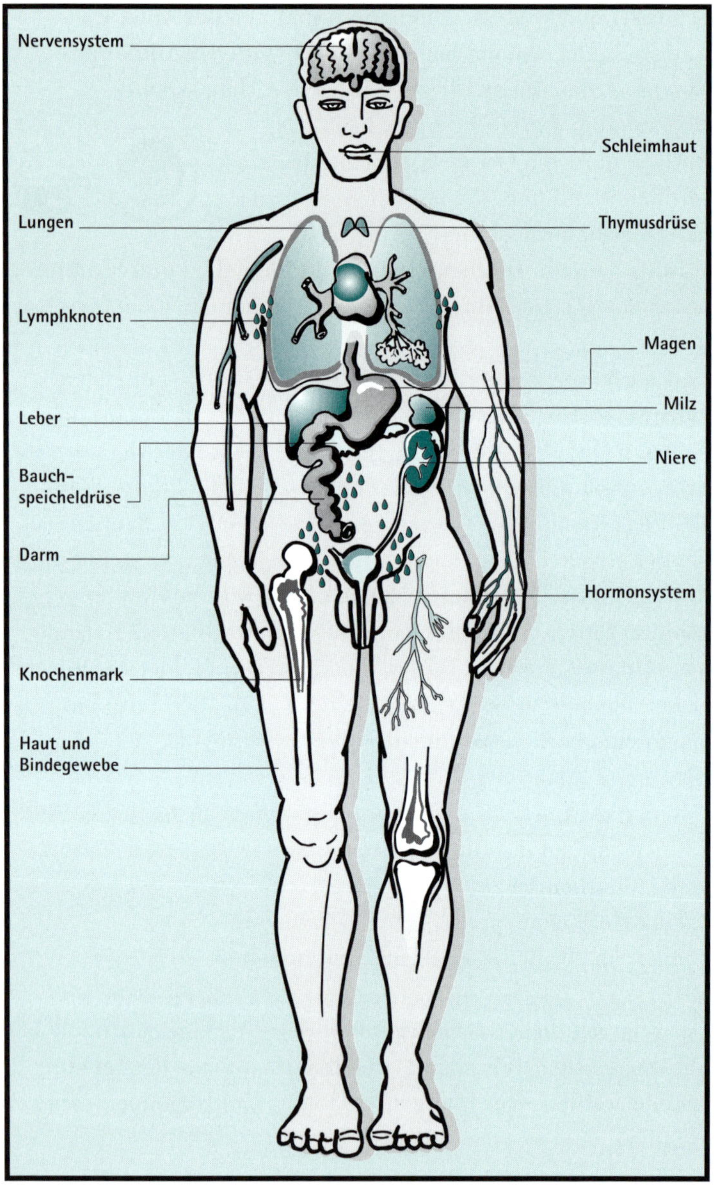

Abb. 5:
Schematische Lage der wesentlichen Organe, die einen direkten oder indirekten Beitrag zur körpereigenen Abwehr leisten.

3.1 Viele Organe helfen mit

Das Immunsystem wird bei seiner Arbeit durch viele Organsysteme unterstützt. Sie lassen sich in „Spezialisten" und „Helfershelfer" unterteilen.

Die Spezialisten

◆ *Das Knochenmark:* Im Knochenmark ist die Heimat aller Blut- und Abwehrzellen. Deshalb ist die funktionstüchtige Tätigkeit des Knochenmarks die elementare Voraussetzung einer gesunden Abwehr.

◆ *Die Thymusdrüse:* Die lymphatischen Organe spielen eine große Rolle bei Immunprozessen. Als zentrales lymphatisches Organ gilt die Thymusdrüse, die weiteren immunrelevanten lymphatischen Organe sind unter anderem die Lymphknoten, die Milz, die Rachenmandeln und die Peyer-Plaques im Darm. Die Thymusdrüse gilt als „Universität für Lymphozyten". Hier erhalten Lymphozyten – weiße Blutkörperchen, die sich zu speziellen Abwehrzellen entwickeln – einen besonderen Schliff, werden hoch spezialisiert und verlassen die Thymusdrüse als T-Lymphozyten (t = thymusabhängig). T-Lymphozyten gelten als „kommandierende Generäle" der Immunzellen. Die Thymusdrüse bildet gleichzeitig aber auch wichtige Hormone und ist mit dem Zentralnervensystem eng verknüpft – Organsysteme, die ebenfalls eine wichtige Rolle bei der Abwehr spielen.

Die Thymusdrüse – eine Universität für Lymphozyten

◆ *Die Reifungsstätten der B-Lymphozyten:* Eine andere Art der Abwehrzellen, die B-Lymphozyten (B = engl. bone marrow / Knochenmark), werden im Knochenmark gebildet und in einem bisher noch unbekannten Schulungsort zur „Reifeprüfung" geführt.

◆ *Die Lymphknoten:* Die Lymphknoten befinden sich an allen „Kreuzungspunkten" im Körper, wohin die Lymphe aus der Peripherie geleitet wird. In den Lymphknoten machen die B- und T-Lymphozyten regelmäßig Station, und da sie als an der Front geprüfte Wächter über die richtigen Waffen gegen eindringende Feinde verfügen, stellen die Lymphknoten regelrecht kleine Bollwerke gegen Eindringlinge dar.

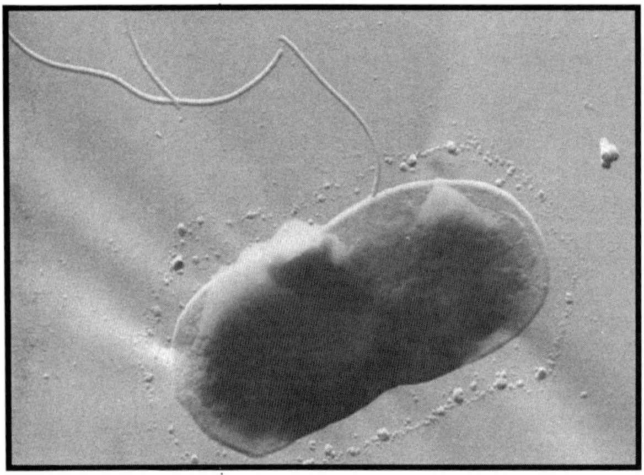

Abb. 6: Elektronenmikroskopische Aufnahme des Darmbakteriums Escherichia coli in 25 000-facher Vergrößerung. Ein Krankheitserreger, der eine Herausforderung für das Immunsystem darstellt.

In den Lymphknoten werden unter anderem Antigene unschädlich gemacht und Antikörper gebildet. Zugleich sind die Lymphknoten wichtige Filterstationen, da die aus der Peripherie kommende Lymphe – das „Abwassersystem" des Organismus – sie passieren muss, ehe sie in die Blutbahn entlassen wird.

◆ *Die Milz:* Auch die Milz ist ein Filterorgan, sozusagen ein „dicker Lymphknoten". Hier findet die Mauserung der roten Blutkörperchen statt, die regelmäßig zerfallen und deren Bestandteile in der Milz „recycled" werden. In der Milz werden alle artfremden Stoffe, die sich in das Blut eingeschlichen haben, streng kontrolliert, und das Feindbild wird detailliert an Abwehrzellen weitergegeben, damit sich diese zum Angriff rüsten können.

Die Helfershelfer

◆ *Das Bindegewebe:* Dieses Organsystem durchzieht den ganzen Körper und stellt das Stoffwechselterrain dar, in dem das innere Milieu des Menschen im Fließgleichgewicht gehalten wird. Da es umfassende Abwehrfunktionen hat, ist ihm ein gesondertes Kapitel gewidmet (3.4).

◆ *Der Darm:* Im Darm sitzen unzählige kleine „Tonsillen", also lymphatische Organe wie die Rachenmandeln, nur in Miniaturausgabe. Zusammen mit der Darmflora haben sie ganz besondere Abwehrfunktionen, weshalb dem darmassoziierten Immunsystem ebenfalls ein eigenes Kapitel (3.5) gewidmet ist.

Das innere Milieu im Fließgleichgewicht halten

◆ *Die Leber:* Sie produziert wichtige Abwehrstoffe. Weiterhin beherbergt sie spezielle Fresszellen, die sich wie Wächter am „Ufer" des vorbei strömenden Blutes postieren und passierende Fremdpartikel und Giftstoffe vertilgen. Die Leber stellt deshalb ebenfalls ein wichtiges Filter- und Entgiftungsorgan dar.

◆ *Die Bauchspeicheldrüse:* Die Bauchspeicheldrüse produziert Verdauungsfermente, die in der Nahrung mitgeführte Mikroben auflösen, so dass sie dem Organismus nicht schädlich werden können. Zum anderen gibt die Bauchspeicheldrüse auch das Insulin ins Blut ab; Insulin hat eine große Bedeutung für den Zuckerstoffwechsel.

◆ *Haut und Schleimhäute:* Da Haut und Schleimhäute die Grenze des Organismus zur Umwelt darstellen, haben sie als Barriereorgane eine außerordentlich wichtige Abwehraufgabe. Auf der Oberfläche der Haut befindet sich ein Säurefilm, der zusammen mit dem Schweiß keimabtötende und -abstoßende Wirkung hat. Auf den Schleimhäuten befindet sich eine Barriere in Form von Schleim, in dem sich Antikörper gegen Eindringlinge tummeln. Schon zwischen den Oberflächenzellen, aber vor allem direkt darunter, sitzen zudem zahlreiche Abwehrzellen.

Haut und Schleimhäute haben eine wichtige Abwehraufgabe

- *Die Lunge:* Auch die 80 Quadratmeter große Schleimhautoberfläche (entspricht in etwa dem Grundriss einer 3-Zimmerwohnung) des gesamten Atemsystems beherbergt gestaffelte Schutzbarrieren in Form von Schleim, kleinsten Härchen (Flimmerepithel) und unzähligen Fresszellen.

Die Niere schwemmt Toxine aus

- *Die Niere:* Als Hauptausscheidungsorgan neben dem Darm hat die Niere die wichtige Aufgabe, Endprodukte des Stoffwechsels, die nicht verwertet werden können oder gar für den Organismus toxisch sind, aus dem Körper zu eliminieren. Der Urin ist das Ultrafiltrat des Blutes, und so sorgt die Niere dafür, dass alle im Blut kreisenden artfremden und Schaden bringenden Substanzen entfernt werden, soweit sie nierengängig sind. Die sogenannten Uferzellen in den ableitenden Harnwegen produzieren zusätzliche Abwehrstoffe.

- *Das Nervensystem:* Mit Hilfe der Sinnesorgane werden Reize aufgenommen, verarbeitet und beantwortet. Deshalb bestehen viele Nervenverbindungen mit den Organen und Zellen des Immunsystems.

- *Das Hormonsystem:* Es regelt über Botenstoffe das Wachstum und zahlreiche Zellfunktionen. Es ist mit dem Zentralnervensystem, dem vegetativen Nervensystem und allen Immunregulationsvorgängen auf das Engste verknüpft.

3.2 Die Abwehrzellen als Frontkämpfer

Die Mehrheit der Immunzellen wird von den weißen Blutkörperchen gebildet. Ihre Heimat ist, ebenso wie die der roten Blutkörperchen und die der Blutplättchen, das Knochenmark. Zu den weißen Blutkörperchen gehören die T-Lymphozyten,

B-Lymphozyten, Monozyten, Makrophagen, Granulozyten und Killerzellen.

Auch wenn diese Zellen Blutkörperchen genannt werden, befinden sie sich nur zu einem ganz geringen Anteil (5%) in der Blutbahn. Der überwiegende Teil (95%) durchwandert die Gefäßwände in regelmäßigen Abständen und hält sich im Bindegewebe der Organe und vor allem in den Barriereorganen Haut und Schleimhäute auf, da dort die meisten Abwehrvorgänge stattfinden.

◆ *T-Lymphozyten* haben feste „Stammlokale" in den Lymphknoten und der Milz. Im Fall einer feindlichen Invasion sind sie äußerst mobil, überwinden schnell große Distanzen und veranlassen so eine allgemeine Mobilmachung. Die T-Lymphozyten haben eine Anbindungsstelle (Rezeptor) für Antigene. Dort dockt das Antigen an, und sofort veranlasst der T-Lymphozyt eine gesteigerte Neubildung von weiteren T-Lymphozyten, wobei besondere Spezialisten auf den Plan gerufen werden: 1. T-Helferzellen, sie unterstützen die Immunantwort der B-Lymphozyten, 2. T-Suppressorzellen, sie bremsen oder stoppen als Kontrolleure die Tätigkeit der T-Helferzellen, wenn die Immunantwort beendet werden soll, und 3. T-Killerzellen, sie greifen unmittelbar feindliche Zellen, auch Tumorzellen, mit Giften an und töten sie.

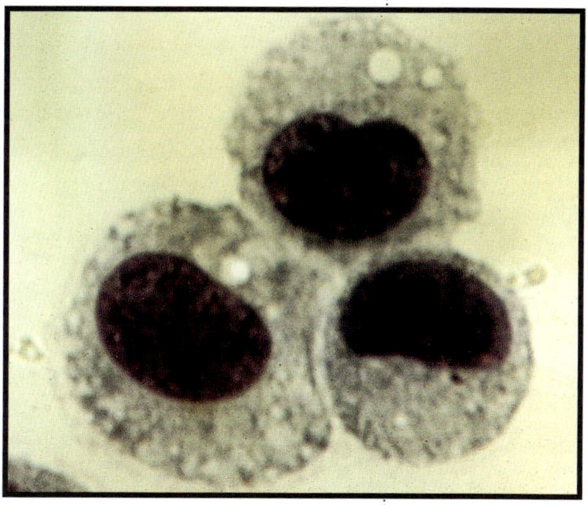

Abb. 7:
Monozyten sind besonders große weiße Blutkörperchen mit großem Zellkern. Wenn sie das Gefäßsystem verlassen, werden sie zu „Fresszellen".

◆ *B-Lymphozyten* tragen als Rezeptoren zweiarmige Antikörpermoleküle. Wenn sie das von den Makrophagen präsentierte Antigen wie einen Schlüssel in ihr Antikörperschloss gebunden haben, gehen sie auf Wanderschaft, wandeln sich zu reiferen Lymphoblasten um, besuchen die Lymphknoten und hinterlassen überall das Bild des dingfest gemachten Feindes. Schließlich reifen sie zu Plasmazellen – auch „Gedächtniszellen" genannt – heran, die mit der Produktion von Antikörpern beginnen, die speziell gegen das betreffende Antigen gerichtet sind.

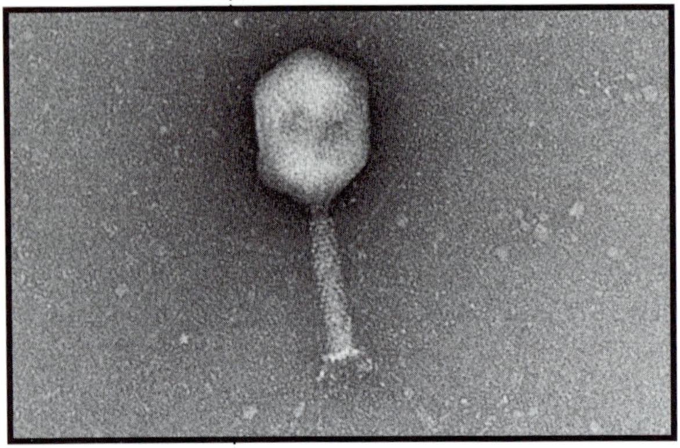

Abb. 8: Elektronenmikroskopische Aufnahme eines Virus in etwa 100 000-facher Vergrößerung. In den Körper eindringende Viren aktivieren die Abwehrzellen des Immunsystems.

Diese Plasmazellen nisten sich in allen Haut- und Schleimhautarealen ein. Auf diese Weise liegen überall Partisanen bereit, um sofort Angriffe starten zu können, wenn sich dieser spezielle Feind erneut blicken lässt. Da die Plasmazellen auch in die Brustdrüsen gelangen, werden bereits Neugeborene über die Muttermilch mit einem vielseitigen Antikörperdepot ausgestattet und damit gegen feindliche Angriffe gewappnet.

◆ *Monozyten* sind besonders große weiße Blutkörperchen. Wenn sie das Gefäßsystem verlassen, werden sie zu so genannten „Fresszellen" (Makrophagen), die sich vor allem im Bindegewebe als lebende „Müllschlucker" betätigen.

◆ *Makrophagen* (Fresszellen) sind sozusagen das Fußvolk. Diese Allesfresser bewegen sich wie kleine Amöben und sind mit Verdauungsenzymen ausgestattet, die beinahe alles aufzulösen imstande sind. Wie kleine chemische Müllverwertungsanlagen sind sie ununterbrochen im Organismus tätig. Gleichzeitig senden sie eine Vielzahl von Botenstoffen aus, die kreisende Lymphozyten zur Abwehrtätigkeit aktivieren. Die Makrophagen sind die entwicklungsgeschichtlich ältesten immunkompetenten Zellen. Sie haben unmittelbare exekutive Fähigkeiten, sind aber gleichzeitig große Dirigenten, die den Einsatz zur spezifischen Immunantwort geben, indem sie die Lymphozyten aktivieren. Sie tun dies, indem sie diesen hoch spezialisierten Immunzellen den Feind – das Antigen – präsentieren.

Wenn das Gewebe stark mit Schadstoffen belastet ist, kommt es nicht selten vor, dass sich viele Makrophagen so überfressen, dass sie, vollkommen funktionsuntüchtig, selbst wieder zu einem toxischen Übeltäter werden können. Hier muss das Immunsystem dann bestimmte Immunzellen mobilisieren, die wiederum neue, gesunde Makrophagen anlocken.

◆ *Granulozyten* sind die Frontkämpfer der ersten Reihe, gewissermaßen die Kamikazekrieger: Sie greifen alles an, was sich mit dem eigenen Selbst des Organismus nicht verträgt. Nachdem sie sich die feindlichen Agenzien einverleibt haben, sterben sie den Heldentod. Ihre liegen gebliebenen Körper werden samt den unschädlich gemachten Feindesresten von den Makrophagen entsorgt. Es werden neutrophile, eosinophile und basophile Granulozyten unterschieden. Die neutrophilen Granulozyten stellen das Hauptkontingent der weißen Blutzellen dar. Mehrere Milliarden von ihnen werden täglich im Knochenmark gebildet. Sie enthalten ein großes Arsenal an giftigen Angriffsstoffen für fremde Eindringlinge. Sie greifen diese an, verleiben sie sich ein, um sie kampfunfähig zu machen, und gehen anschließend zugrunde. Ihre Zelltrümmer mitsamt der zunichte gemachten Beute werden dann von umherwandernden Makrophagen aufgefressen und entsorgt.

Granulozyten – die Frontkämpfer der ersten Reihe

Die *eosinophilen Granulozyten* sind eine Spezialtruppe von Angreifern, die über spezielle Waffen gegen Parasiten verfügen und eine besondere Abwehraufgabe bei entzündlich allergischen Reaktionen übernehmen.

Basophile Granulozyten lassen sich in Haut und Schleimhäuten häuslich nieder

Eine seltene Form von Granulozyten stellen die *basophilen Granulozyten* dar. Wenn sie das Gefäßsystem verlassen, werden sie zu sesshaften Zellen, die sich vorwiegend in Haut und Schleimhäuten aufhalten. Sie befinden sich zum Beispiel in den Schleimhäuten von Nase, Nebenhöhlen und Bronchialsystem, aber auch in der Darm- und Blasenschleimhaut.

◆ *Killerzellen* sind offenbar die Geheimpolizei der lymphozytenartigen Zellen, ihre Lebenszyklen sind bis heute nicht recht aufgeklärt. Sie befinden sich in allen Geweben, sind bei Angriffen stets sofort einsatzbereit und scheinen ihre eigenen Befehlsgeber zu sein.

3.3 Abwehrstoffe – das Waffenarsenal des Immunsystems

Die große Familie der Abwehrstoffe stellt sozusagen das „Waffenarsenal" des Immunsystems dar. Es gibt so genannte *direkte Immunstoffe* und *indirekte Immunstoffe* sowie eine Art „chemische Entsorgung", bei der immunogen wirksame Moleküle Schadstoffe chemisch binden, neutralisieren und entsorgen.

Zu den hoch effizienten *direkten Immunstoffen* zählen insbesondere die Antikörper. Sie werden von den Abwehrzellen ausgeschieden, legen die Feinde quasi in Handschellen und machen sie damit unwirksam. Eine weitere wichtige Gruppe der direkten

Immunstoffe sind die Lymphotoxine; sie zerstören Eindringlinge durch Giftwirkung. Des weiteren gibt es unter anderem Interferone; dies sind Hemmstoffe, die die Vermehrung von Viren in den menschlichen Zellen bremsen und die Wachstumsrate bei schnell wachsenden Tumoren eindämmen können. Zur Zerstörung und „Ausbremsung" von Turmorzellen sind ebenfalls spezielle Tumornekrosefaktoren im Einsatz.

Zu den *indirekten Immunstoffen* zählen Substanzen, die den Reifungsprozess der Abwehrzellen fördern oder Abwehrreaktionen unterstützen, indem sie als Botenstoffe die Verständigung der verschiedenen Abwehrzellen untereinander ermöglichen. Es sind mittlerweile viele dieser Botenstoffe bekannt, die eine schnelle Kommunikation im Zentralnervensystem, in den hormonellen Regelkreisen und in allen Körpergeweben ermöglichen. Einige wenige Vertreter dieser indirekten Immunstoffe sind in Tabelle 2 aufgeführt. Viele dieser Stoffe haben Doppel- oder gar Vielfachfunktionen. Offenbar reichen geringste Mengen als Signal, um die hoch vernetzte Steuerung aller für die Verteidigung des Lebens zuständigen Faktoren zu aktivieren. Es bedarf hoher Steuermannskunst, um eine dem Reiz angemessene Abwehrantwort entgegenzusetzen. Je komplexer das System, das solches leisten soll, desto störanfälliger wird es. Da der Mensch zunehmend mit Reizqualitäten konfrontiert wird (z.B. Lärm, Schadstoffe, starker Stress, infektiöse Keime), ist es nicht verwunderlich, dass er für eine Reihe von Krankheiten auch störanfälliger wird. Hier müssen also sinnvolle Maßnahmen ansetzen, damit das Immunsystem den hohen Anforderungen gewachsen bleibt.

Indirekte Immunstoffe
◆ Adrenalin
◆ Azetylcholin
◆ Kortikosteroide
◆ Histamin
◆ Serotonin
◆ Gerinnungsfaktoren
◆ Wachstumsfaktoren
◆ Tumornekrosefaktoren
◆ Thymosine
◆ Splenine

Tab. 2: Beispiele für indirekte Immunstoffe, die den Reifungsprozess der Abwehrzellen fördern oder Abwehrreaktionen unterstützen

3.4 Im Bindegewebe lauern Immunzellen

Das Bindegewebe besteht aus Zellen, einem Netzwerk von Fasersystemen und vor allem aus viel Wasser. Alles zusammen wird Matrix genannt. Beim erwachsenen Menschen beträgt die Wassermenge der Matrix 16 bis 18 Liter. In diesem Flüssigkeitsmeer schwimmen die Bindegewebszellen, feine Blutgefäße und Nervenfasern. Weiterhin ist hier eine Reihe von Abwehrspezialisten wie Lymphozyten, Plasmazellen, Makrophagen und Granulozyten zu finden.

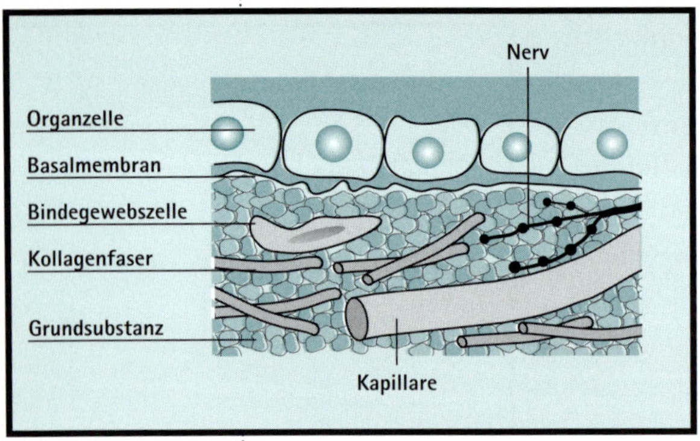

Abb. 9: Schemazeichnung eines Querschnitts durch die Matrix

Die Matrix durchzieht den ganzen Organismus, das heißt, sie ist überall im Organismus anwesend wie ein überdimensionaler großer Filterapparat, der sowohl zwischen dem versorgenden Gefäßsystem als auch den Nervenfasern und Organzellen ausgespannt ist. Es gibt nirgends eine direkte Verbindung zwischen Gefäßsystem und Organzellen – überall ist erst diese Transitstrecke durch die Matrix zu passieren.

Die Bindegewebszelle (Fibrozyt) in der Matrix ist außerordentlich vielseitig. Auf einen Reiz hin kann sie in Sekundenschnelle alle spezifischen Immunzellen zur Vervielfältigung aktivieren und über Botenstoffe, die ins Zentralnerven- und Hormonsystem geschickt werden, eine generelle, angemessene Reizbeantwortung veranlassen. So ist das Bindegewebe der gemeinsame Resonanzboden für alle ankommenden Reize, unabhängig von der Qualität. Sowohl mechanische, physikalische oder chemische Angriffe und durch Mikroben ausgelöste Infektionen als auch psychische Erschütterungen – all das wirkt sich in diesem Terrain aus.

Die Matrix hat noch eine weitere, sehr wesentliche Funktion: Sie ist das Areal, in dem der Organismus alle Schadstoffe, die er nicht unschädlich machen oder ausscheiden kann, ablagert. Die Kapazität dieses „Müllabladeplatzes“ ist zwar sehr weitreichend, aber nicht unbegrenzt. Wenn man in einen fließenden Strom fortlaufend Müll kippt, so wird sich die Fließeigenschaft des Stromes allmählich verändern, und der Transit wird erschwert. Auf das Bindegewebe übertragen heißt das: Der Stoffwechsel wird träger, es dauert länger, bis Nährstoffe heran- und Abfallprodukte abgeführt werden können, und damit wird auch die Ernährung und Sauerstoffversorgung der Organzellen erschwert. Gleichzeitig ist die Reaktionsfähigkeit bei ankommenden Reizen vermindert und damit die Reizbeantwortung unzureichend, so dass der Organismus anfälliger für Krankheiten wird.

Die „Müllkippe“ Matrix hat nur eine begrenzte Kapazität

3.5 Eineinhalb Tennisplätze groß – das Immunsystem im Darm

Haut und Schleimhaut bilden die Grenze zwischen Individuum und Umfeld. Dabei stehen einer durchschnittlichen Hautoberfläche von 1,5–2 Quadratmetern eine Darmschleimhautoberfläche von etwa 300–400 Quadratmeter gegenüber. Diese riesige Fläche, die der Größe von eineinhalb Tennisplätzen entspricht, ist einem dauerhaften Beschuss von Antigenen in Form von Mikroben, Parasiten, Allergenen und toxischen Schadstoffen ausgesetzt. Die

Abwehrleistung der Darmschleimhaut und überhaupt aller Schleimhäute wird im Wesentlichen durch zwei Systeme gelenkt:
1. durch unmittelbar in beziehungsweise direkt unter der Schleimhaut gelegene Zellen des Immunsystems sowie
2. durch die auf der Schleimhaut etablierte, aus vielen unterschiedlichen Stämmen bestehende Mikroflora.

Immunzellen und die Mikroflora steuern die Abwehrleistung der Schleimhaut

Die Mikroflora und die Schleimhaut stellen eine wichtige Barriere gegen schädliche Stoffe/Antigene dar. Gelingt es einem Antigen dennoch, diese Barriere zu überwinden und in die Darmwand einzudringen, so stehen für die „Gefangennahme“ und den Transport spezialisierte Zellen zur Verfügung, die zwischen den Darmwandzellen ansässig sind und eine kleine Kuppel über Ansammlungen von Lymphfollikeln bilden. Sie werden nach ihrem Entdecker auch die Peyer-Plaques genannt. Kommt das ungestüme Antigen mit der Darmwand in Berührung, dann wird es von diesen speziellen Transportzellen gefangen genommen, durch die Zelle hindurch geschleust, auf der anderen Seite wieder ausgesetzt und den dort ansässigen Lymphozyten zwecks Vernichtung präsentiert. Natürlich gibt es unter der Schleimhaut auch genügend Makrophagen, die ihrerseits die ankommenden Antigene unschädlich machen können. Falls nötig, können sich auch noch die ebenfalls vorhandenen T-Helferzellen für Abwehrleistungen einschalten.

Unter der Schleimhaut lauern Makrophagen

B-Lymphozyten auf Rundreise

Lymphozyten, die im Darm mit einem Antigen in Berührung gekommen sind, gehen auf Wanderschaft, um zunächst die um den Darm herum lokalisierten Lymphknoten aufzusuchen. Hier verändern sie ihre Form und reifen langsam zu so genannten Lymphoblasten. Gleichzeitig hinterlassen sie in den Lymphknoten das aufgenommene Feindbild des Eindringlings und wandern dann weiter durch die Lymphkanäle, bis sie in das venöse Blutsystem im oberen Brustraum kommen. Während dieser Wanderschaft entwickeln sie sich weiter zu den so genannten Plasmazellen, deren besondere Fähigkeit es ist, gegen diesen eingebrochenen Feind, das Antigen, einen speziellen Antikörper zu bilden.

Teilweise bleiben die Lymphozyten unterwegs ansässig, so zum Beispiel in der Schleimhaut des Nasen-Rachen-Raums, der Atemwege, der Schleimhautsysteme im Bereich der Harnwege und in den Milchgängen der weiblichen Brust. Letztlich kehren nur etwa 20% dieser wandernden Lymphozyten, die zu Plasmazellen herangereift sind, zurück in die Darmschleimhaut und sind dann mit der Produktion der spezifischen Antikörper beschäftigt, so dass, wenn diese Antigene den Organismus erneut überfallen, eine sofortige Immunantwort erfolgen kann. Man geht davon aus, dass über diese Rundreisetätigkeit der Lymphozyten alle Schleimhautsysteme miteinander vernetzt sind.

Tab. 3: Positive Aktivitäten der Darmflora

Eine intakte Darmflora
• verhindert die Besiedlung mit krankmachenden Keimen
• produziert Stoffe (z.B. Wasserstoffperoxid, Schwefelwasserstoff), die die Vermehrung „feindlicher" Keime unterdrücken
• schafft ein für schädliche Mikroben unangenehmes Milieu durch Verschiebungen im Säure-Basen-Haushalt und Sauerstoffmilieu
• unterstützt die Nährstoffversorgung der Darmschleimhaut durch Milchsäurebakterien
• synthetisiert Vitamine
• schult die Immunzellen
• unterstützt die immunologischen Aktivitäten der Darmschleimhaut

Die Darmflora als Entwicklungshelfer des Immunsystems

Die Darmbakterien stellen eine Barriere dar, die der Schleimhaut vorgeschaltet ist, ohne antigene Reizwirkung auf den Organismus auszuüben. Wenn die Darmflora gesund ist, wenn also das Terrain stimmt, können sich weder Bakterien wie Salmonellen oder Helicobacter, noch Pilze im Darm ansiedeln. Die gesunde Mikroflora schirmt aber nicht nur die möglichen Anhaftstellen der Schleimhaut ab, sondern sie kann auch eine Veränderung des Säure-Basen-Haushaltes zustande bringen und die Sauerstoffbilanz so verändern, dass den Feinden die Lebensmöglichkeiten genommen werden (siehe auch Tab. 3). Darüber hinaus kommt der Mikroflora noch eine sehr entscheidende Aufgabe zu: Sie „schult" Immunzellen und unterstützt somit die immunologischen Aktivitäten der Darmschleimhaut.

Die Mikroflora „schult" bestimmte Immunzellen

Medikamente wie fiebersenkende und entzündungshemmende Mittel, Antibiotika, Chemotherapeutika und vor allem auch Hormone können die Mikroflora der Schleimhautsysteme empfindlich beeinträchtigen oder sogar zerstören. Dann kann es zu einer starken Vermehrung von schädigenden Bakterien oder Hefepilzen kommen, die ihrerseits die Abwehrregulationen weiter irritieren. Aus diesem Grund ist es sehr wichtig, darauf zu achten, im Anschluss an die Einnahme solcher Medikamente die Darmflora und das gestörte Immunsystem wieder zu regenerieren (siehe Kap. 8.8).

3.6 Mineralien und Vitamine – die Handlanger des Immunsystems

Mineralstoffe und Spurenelemente sind in vielfältiger Weise die Handlanger für Stoffwechselvorgänge und Abwehrreaktionen. Ohne ihre Anwesenheit können viele einzelne Bausteine, die mit der Nahrung zugeführt werden, nicht zu körpereigenen Strukturen umgebaut werden. Bei einer ausgewogenen, vollwertigen Ernährung ist im Prinzip der Bedarf des Organismus an Mineralstoffen und Spurenelementen gedeckt. Doch leider sind heutzutage die Böden durch Monokulturen und künstliche Düngung ausgelaugt und in ihrer natürlichen Ökologie schwer gestört. Das hat zur Folge, dass selbst eine vollwertige Ernährung oftmals keine ausreichende Versorgung mit diesen lebensnotwendigen Bausteinen gewährleistet. Es kann jedoch mit Produkten aus biologischem Anbau und mit Nahrungsergänzungsmitteln versucht werden, Defizite auszugleichen.

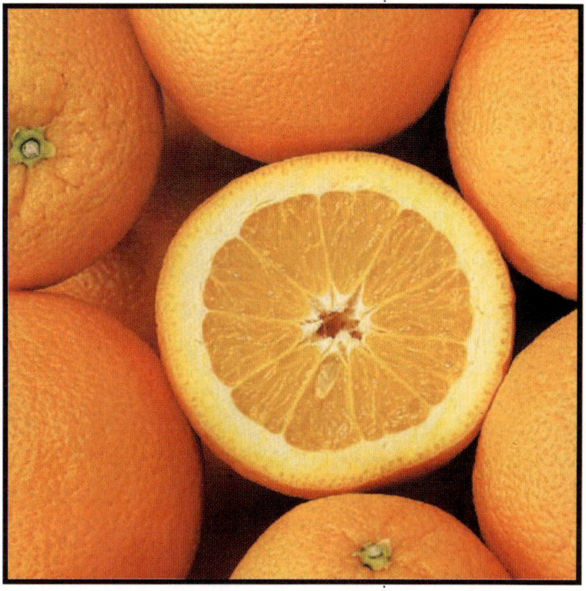

Abb. 10:
Vitamin C ist in hohem Maß in Zitrusfrüchten enthalten

Beschleunigte Stoffwechselreaktionen

Die wichtigsten Mineralstoffe werden im Folgenden vorgestellt. Zu empfohlenen Mindestmengen und natürlichen Nahrungsquellen siehe Tabelle 16.

◆ *Magnesium:* Magnesium ist an mehr als 300 enzymatischen und anderen Stoffwechselvorgängen unmittelbar beteiligt. Bei Magnesiummangel kommt es unter anderem zu Symptomen wie Herzrhythmusstörungen, erhöhte Krampfneigung und Infektanfälligkeit.

◆ *Kalzium:* Kalzium wird vor allem in den Knochen gespeichert und verleiht ihnen auch Stabilität. Es wirkt darüber hinaus stabilisierend auf die Zellmembranen und hemmt allergische Reaktionen. Eine Allergie ist eine übersteigerte Immunreaktion. Kalzium ist auch ein natürlicher Gegenspieler von Blei und Kadmium, so dass bei seiner Anwesenheit diese giftigen Schadstoffe nicht im Bindegewebe abgelagert werden können. Weiterhin besitzt Kalzium die Eigenschaft, Gallensäuren und Fettsäuren im Darm so zu verändern, dass sie die Darmschleimhautzellen und den Gesamtorganismus nicht schädigen können.

Kupfer spielt eine große Rolle bei der spezifischen Immunantwort

◆ *Kupfer:* Kupfer hat eine wichtige Bedeutung im Rahmen einer Entzündung. Es aktiviert die Fresszellen, so dass diese schnell die schädlichen Trümmer und das toxische Material am Kampfplatz der Entzündung wegräumen können und somit die Entzündung schneller abklingen kann. Die entzündungshemmende Wirkung von Kupfer beschleunigt zum einen die Abräumtätigkeit und schont zum anderen die Abwehrkräfte, die dadurch früher zurückgefahren werden können. Außerdem ist Kupfer in den meisten Antikörpern als Grundelement eingebaut, spielt also eine große Rolle bei der spezifischen Immunantwort.

◆ *Eisen:* Wenn Eisen fehlt, ist die Blutneubildung gestört und die Sauerstoffkapazität der roten Blutkörperchen herabgesetzt, was zu einer Blutarmut und mangelnden Gewebeversorgung mit Sauerstoff führt. Darüber hinaus ist die Infektanfälligkeit bei Eisenmangel erhöht, die Lymphozytenzahl erniedrigt und die Phagozytoseleistung vermindert.

Selen – als Radikalenfänger sehr bewährt

◆ *Zink:* Bei Zinkmangel ist die Infektanfälligkeit deutlich erhöht, das lymphatische Gewebe (insbesondere in Thymus, Lymphknoten, Milz) ist mangelhaft entwickelt, und die thymusabhängigen Lymphozyten sind erniedrigt.

◆ *Selen:* In weltweiten Studien konnte nachgewiesen werden, dass die Entstehung von Krebs immer einhergeht mit einem Selenmangel, der meist schon ein bis fünf Jahre vor Ausbruch der Krankheit bestand. Selen ist ein wichtiges Element für das „Abfangen“ von freien Radikalen. Freie Radikale sind Sauerstoffmoleküle, die in starkem Ausmaß oxidative Reaktionen entfachen, so dass sie körpereigene Zellen schädigen können. Eine hohe Schadstoffbelastung zum Beispiel führt zu einem erhöhten Aufkommen von freien Radikalen im Organismus.

Vitamine – Katalysatoren für das Immunsystem

Vitamine sind – ähnlich wie Spurenelemente und Mineralstoffe – unentbehrliche Bausteine, die bei vielen Stoffwechselprozessen eine Schlüsselrolle übernehmen und gewissermaßen als dauerhaft anwesende Katalysatoren die Regelkreise des Immunsystems erhalten.

Leider ist die Natur so ausgebeutet worden, dass die natürlichen Ressourcen an Vitaminen häufig nicht mehr ausreichen. Daher ist es bisweilen sinnvoll, dem Organismus diese wichtigen Komponenten einer intakten Abwehr ergänzend zu einer gesunden Ernährung in Form von Nahrungsergänzungsmitteln zuzuführen. In Tabelle 17 auf Seite 112 sind die erforderlichen Tagesdosen und natürlichen Nahrungsquellen zusammengestellt.

Nahrungsergänzungsmittel zur Unterstützung

◆ *Vitamin C:* Schon lange, spätestens aber durch den amerikanischen Nobelpreisträger Linus Pauling, ist die Verbesserung der Abwehrbereitschaft durch Vitamin C bekannt. Seine hilfreiche Schutzwirkung dient vor allem dem Abfangen schädigender freier Radikale.

◆ *Vitamin A:* Es gibt Untersuchungen, die nachweisen, dass bei genügender Zufuhr von Vitamin A, insbesondere der Vitamin-A-Vorstufe Betakarotin, das Krebsrisiko gesenkt werden kann. In zahlreichen Studien konnte bei Krebspatienten ein auffälliger Mangel an Vitamin A und Betakarotin festgestellt werden. Bereits in den frühen Stadien einer Krebserkrankung wird fast immer eine Verminderung von Vitamin C, Vitamin E und

Vitamin A sowie Betakarotin gefunden. Die wichtigsten antioxidativ wirksamen Vitamine sind somit Vitamin C, Vitamin E und Betakarotin. Dieser Trias muss aber als ebenfalls wesentliche antioxidative Substanz das Spurenelement Selen zugerechnet werden.

Vitamin E – vom Mauerblümchen zum gefeierten Radikalenfänger

◆ *Vitamin E:* Viele Jahre fristete das Vitamin E ein Mauerblümchendasein. Durch die Fortschritte der immunologischen Forschungen wurde es in seiner Bedeutung rehabilitiert. Vitamin E ist ein fettlösliches Vitamin und schützt die fetthaltigen Zellmembranen vor den Attacken der freien Radikale. Weiterhin ist Vitamin E wichtig für den Cholesterinstoffwechsel. Fettstoffwechselstörungen und Arterienverkalkung stehen in einem engen Zusammenhang, wodurch dem Vitamin E eine protektive Bedeutung für die Verhinderung von Herzinfarkt oder Schlaganfall zukommt.

◆ *B-Vitamine:* Der sogenannte Vitamin-B-Komplex besteht aus einer Gruppe von Vitaminen, die man wegen ihrer gemeinsamen Wirkung auch als „Nervenvitamine“ bezeichnet. Wenn sich Leistungsschwäche und vorzeitige Ermüdung einstellen – ein in unserer hektischen Zeit häufiges Alarmzeichen –, sind diese Vitamine hilfreich.

3.7 Psyche und Immunsystem – Freude macht stark

Eine gesunde, stabile Psyche ist für die Arbeit des Immunsystems ebenfalls von Bedeutung. Freude zum Beispiel ist eine der besten „Arzneien“ für gutes Wohlbefinden. Wer glücklich ist, hat meist auch viel Energie und kann Angriffe jeglicher Art gut parieren. Wenn dagegen Kränkung, Schock oder Verluste verarbeitet werden müssen, geht das fast immer mit einer verminderten Leistungsfähigkeit des Immunsystems einher.

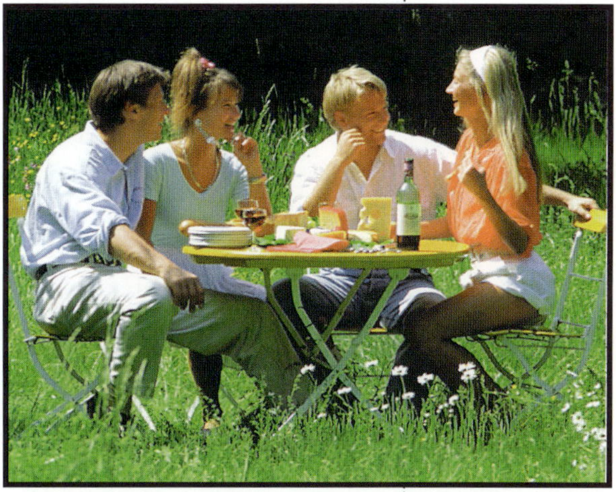

In ganzheitlichen Therapien wird daher auch stets die Psyche mit einbezogen, um darauf hinzuwirken, dass negative Belastungen ausgeglichen und positive Aspekte gestärkt werden. Schon prophylaktisch kann jeder viel für sich tun, um die immunstärkende Kraft der Freude für sich zu nutzen. Hobbys, Freundschaften usw. – es gibt vieles, das Spaß macht und noch dazu gesund ist. „Keine Zeit" sollte als Ausrede nicht gelten, besonders wenn man dem therapeutischen Aspekt die ihm zustehende Bedeutung beimisst. Also, lassen Sie es sich gutgehen ...

Abb. 11:
Spaß und Freude fördern die Gesundheit

4 Die Abwehr schlägt zurück – raffinierte Taktik gegen Invasoren

Wie in einem Orchester gibt es Taktgeber und Musiker

Wie in Kapitel 3 beschrieben, verfügt das Abwehrsystem des Körpers über viele „Mitarbeiter" – von Spezialisten bis hin zu Helfershelfern, die Hand in Hand zusammen arbeiten. Sie unterliegen dabei einer hierarchischen Ordnung. Wie in einem Orchester gibt es Taktgeber und ausführende Musiker. Jedes Instrument leistet dabei einen Beitrag zum harmonischen Gleichklang beziehungsweise zur Erhaltung des (Schwingungs-) Gleichgewichtes.

Viele schädliche Eindringlinge (z.B. Bakterien, Viren), die tagtäglich über die Atmung, den Verdauungstrakt oder durch Verletzung der Haut in den Körper gelangen, werden vom Abwehrsystem mit lokalen Reaktionen in Schach gehalten und unter anderem im Rahmen der natürlichen Ausscheidungsmechanismen (z.B. Urin, Nasensekret) eliminiert, ohne dass es der Mensch bemerkt. So lebt der Mensch mit den Mikroben im Gleichgewicht.

Alle Regelkreise des Systems werden eingeschaltet ...

Werden die Invasoren jedoch massiver, ungestümer oder aggressiver, antwortet auch das Abwehrsystem entsprechend – es schlägt härter zurück. Alle Regelkreise des Systems werden eingeschaltet. Das Bild vom harmonisch spielenden Orchester wandelt sich dann mehr zu einer konzertierten Kampfaktion, die vom Menschen nicht unbemerkt bleibt: Entzündungen und Fieber sind typische Anzeichen dafür, dass die Körperabwehr sich nicht foppen lässt und ungestümen Invasoren unverzüglich den Kampf ansagt.

4.1 Drei gezielte Frontlinien-Aktionen

Bei diesem Kampf geht das Abwehrsystem ganz gezielt vor. Mit einer raffinierten Taktik von drei Frontlinien-Aktionen bekommt es Eindringlinge meist schnell in den Griff. Am Beispiel der Entzündung – einer zentralen Abwehrreaktion – lässt sich dieser „Abwehrplan" gut nachvollziehen, da ihre fünf klassischen sicht- und fühlbaren Symptome (Rötung, Wärme, Schwellung, Schmerz, Funktionseinschränkung) verschiedene Abwehraktionen widerspiegeln:

Die erste Frontlinien-Aktion

Attackieren zum Beispiel Viren oder Bakterien den Körper, so stoßen sie auf den mechanischen Schutz von Haut und Schleimhäuten sowie auf chemische Schutzmaßnahmen (Mikroben hemmende Substanzen in Schweiß, Talg und in den Schleimhautsekreten der Augen, des Darms, der Atmungs- und Geschlechtsorgane).

Mechanische und chemische Schutzbarrieren

Die zweite Frontlinien-Aktion

Überwinden die Angreifer die erste Abwehrlinie und dringen in den Körper ein, so herrscht Alarmzustand im Körper. Die zweite Frontlinien-Aktion formiert sich. Ihre Aufgabe ist, gezielt Alarm zu schlagen, Verteidigungskräfte zu mobilisieren, das Kampfgebiet abzuriegeln, Verstärkung anzufordern und die Eindringlinge zu vernichten. Im Detail: Substanzen, die an der Eintrittspforte der Eindringlinge unter anderem durch Zellschäden frei werden, gelangen ins Blut und in die Lymphe und setzen somit den Körper in Alarmbereitschaft. Als Reaktion machen sich Abwehrzellen wie Makrophagen und Monozyten startbereit, und am Ort des Geschehens werden die Blutgefäße durchlässiger für das Blutplasma und die weißen Blutkörperchen (die Abwehrzellen).

Die nächsten Aktionen gehen mit dem Auftreten der klassischen Entzündungszeichen einher.

- *Rötung:* Der Körper steigert die Durchblutung, um die „Zufahrtswege“ und das Transporttempo für Komponenten des Immunsystems zu optimieren – das zeigt sich als Rötung.

- *Wärme:* Das stärkere Aufkommen an Blut aus dem Körperinneren, wo die Temperatur mit 37 °C um 5 bis 10 °C höher liegt als auf der Haut, führt zu einer Erwärmung am Ort des Geschehens. Dies ist wichtig für die Funktionstüchtigkeit bestimmter Enzyme, die höhere Temperaturen für ihre „Arbeit“ benötigen. Manche brauchen sogar Temperaturen von 39–40 °C. Diese „Arbeitsbedingung“ erfüllt ihnen der Organismus unter anderem mit der Initiierung von Fieber. Fieber ist also durchaus positiv für den Heilungsprozess. Darüber hinaus beschleunigt Wärme generell chemische Reaktionen. Eine Temperaturerhöhung bewirkt somit auch eine Beschleunigung der Stoffwechselvorgänge und damit den Aufmarsch von immunologischen Reservetruppen und den Abtransport von Zelltrümmern.

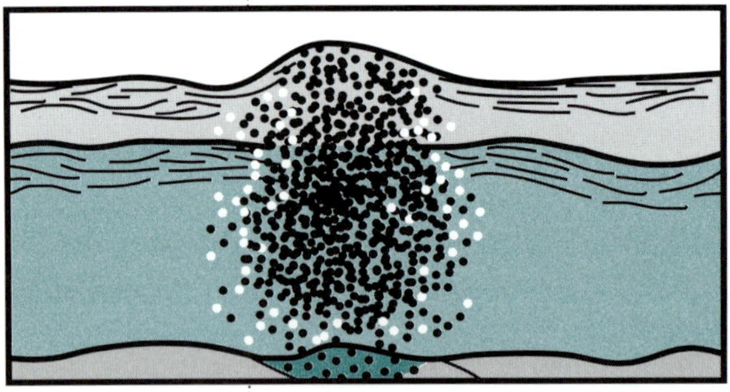

Abb. 12: Typische Entzündungszeichen sind Rötung, Schwellung, Wärme, Schmerz und Funktionseinschränkung

- *Schwellung:* Des Weiteren tritt im Rahmen der Entzündung aus den Blutgefäßen eine große Menge Blutplasma aus, in dem sich die weißen Blutkörperchen (Leukozyten/Abwehrzellen) und andere Substanzen, unter anderem auch Antikörper, befinden. Das erhöhte Aufkommen an Blutflüssigkeit (Blutplasma) führt zu einer lokalen Schwellung des Areals und verdünnt gleichzeitig eventuell ausgeschiedene Schadstoffe (Toxine) der Eindringlinge.

◆ *Schmerz:* Auf den durch Blut und Flüssigkeit erhöhten Druck im Gewebe reagieren wiederum Nervenenden und sensorische Nervenzellen in der Haut. Durch sie wird auch das Gehirn über den aktuellen Verlauf der Abwehraktionen informiert.

◆ *Funktionseinschränkung:* Durch die Schwellung und den Schmerz ist das betroffene Gebiet (z.B. Finger oder Hand) vorübergehend nicht optimal funktionstüchtig.

Ein Blick auf das Geschehen an der Front. Nachdem der Körper durch „Meldung" von der Eintrittspforte (durch verschiedene Substanzen) in Alarmbereitschaft gesetzt wurde, werden Abwehrzellen mit dem Blutplasma angeschwemmt oder schlüpfen durch Gewebezellen der Matrix hindurch zum Ort des Geschehens. Hier unterstützen sie die „Kameraden", die dort lokalisiert und bereits im Einsatz sind. Zu Beginn treten unter anderem die Granulozyten in Aktion, die mit Hilfe weiterer Substanzen auf die Eindringlinge losgehen, um sie unschädlich zu machen. Zerstörte Eindringlinge und Granulozyten bilden zusammen Eiter, der von Makrophagen aufgefressen wird, um das Gebiet sauber zu halten.

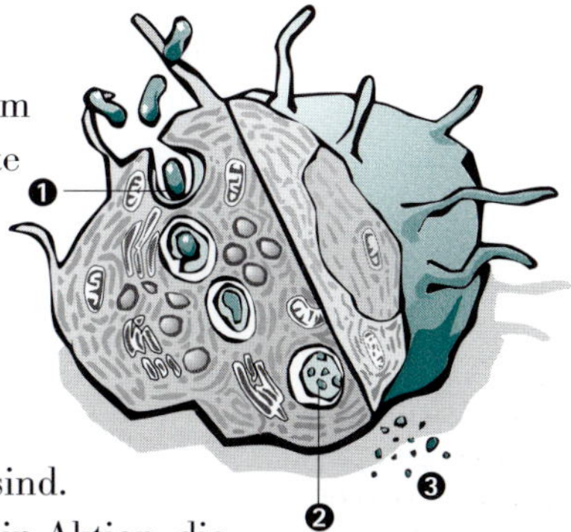

Abb. 13:
❶ Ein Makrophage „frisst" ein Bakterium, indem er es mit seiner Membran umschließt. ❷ In dieser geschlossenen Höhle wird der Eindringling mittels Verdauungsenzymen in seine Bestandteile zerlegt. ❸ Der unverdauliche Rest wird ausgeschieden.

Können mit diesen Aktionen die Eindringlinge nicht vernichtet werden, so setzen spezifisch-immunologische Mechanismen ein: B- und T-Lymphozyten treffen ein. Sie tasten die Antigene ab, um den Feind zu identifizieren und den Aufmarsch von passenden Antikörpern beziehungsweise die Produktion von entsprechenden Antikörpern in die Wege zu leiten.

In den Lymphknoten – den Festungen des Immunsystems – wird ebenfalls auf Hochtouren gearbeitet. Makrophagen, mit einverleibten Antigenen der Eindringlinge, kommen vorbei und präsentieren den Lymphozyten die Antigene. Killerzellen werden auf diese Antigene angesetzt und schwärmen aus, um deren Artgenossen aufzuspüren. Damit ist die dritte Frontlinien-Aktion eingeleitet.

Die dritte Frontlinien-Aktion

Sollte den Eindringlingen ein Etappensieg gelingen, der ihnen ermöglicht, sich über den Ort des Geschehens hin auszubreiten, stoßen sie wiederum auf Hindernisse. Denn im Gewebe streifen zum einen die sensibilisierten Killerzellen umher, aber auch Makrophagen, die mit den Lymphknoten in Kontakt stehen. Oder die Eindringlinge werden direkt von der Lymphe zu den Lymphknoten geschwemmt, wo ihnen im Handumdrehen der Garaus gemacht wird.

Bei solch einer konzertierten Aktion haben Eindringlinge in der Regel keine Chance. Sind sie vernichtet, ist der Kampf vorbei, und die Aufräumarbeiten laufen auf Hochtouren. Makrophagen säubern das Terrain, eventuell muss neues Gewebe produziert werden, um Defekte zu ersetzen – die Heilung ist im Gange.

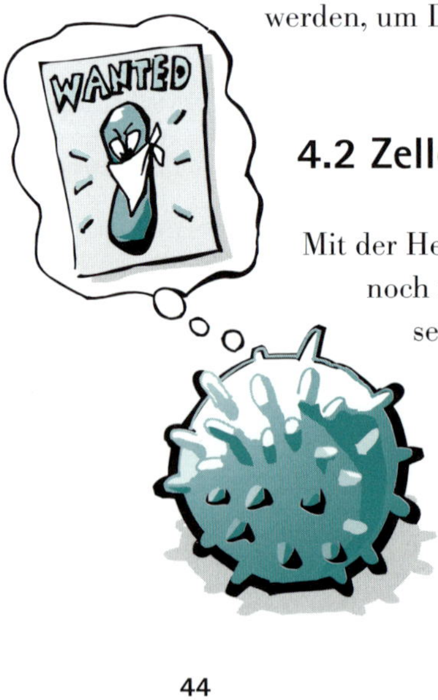

Abb. 14: Körperfremde Eindringlinge bleiben den Gedächtniszellen in Erinnerung

4.2 Zellen mit sehr gutem Gedächtnis

Mit der Heilung allein ist es für den Organismus aber noch nicht getan. Da eine Infektion eine Bedrohung seiner Unversehrtheit darstellt und ihm auch viel Arbeit beschert, ist er bestrebt, Vorkehrungen zu treffen, damit er bei einer eventuellen nächsten Attacke der gleichen Eindringlinge noch schneller und effektiver zurückschlagen kann.

Deshalb wandeln sich im Zuge der Infektion einige B-Lymphozyten, stimuliert durch T-Lymphozyten, zu langlebigen „Gedächtniszellen“, die sich für die kommenden Jahrzehnte oder auch für das ganze Leben an genau diesen Eindringling erinnern können. Attackiert dieser dann abermals den Körper, so veranlassen die Gedächtniszellen, dass noch rascher die passenden Antikörper auf den Plan gerufen und nachproduziert werden. So werden die Eindringlinge vernichtet, noch ehe der Mensch etwas merkt oder erkrankt – das heißt, er ist gegen diesen Eindringling immun geworden (von lat. immunis = frei sein, gefeit sein).

Die Gedächtniszellen erkennen sofort „alte Bekannte" und initiieren Immunreaktionen

Der Körper kann gegen eine Vielzahl von krankheitserregenden Mikroorganismen und deren Stoffwechselprodukte eine kürzer oder länger anhaltende Immunität entwickeln. Insbesondere gegen die Erreger vieler Kinderkrankheiten (z.B. Mumps, Masern, Windpocken) besteht nach der Erkrankung eine meist lebenslange Immunität. Leider ist der Körper nicht in der Lage, gegen jeden Eindringling eine Immunität aufzubauen, unter anderem deshalb, weil zum Beispiel manche Virenarten immer wieder ihre Hülle und damit ihre Antigenstruktur ändern und den Körper somit überlisten. Das ist zum Beispiel bei viralen Erregern von Erkältungskrankheiten der Fall – deshalb bekommt ein Mensch im Laufe seines Lebens immer wieder mal Husten und Schnupfen.

4.3 Vorbeugende Schutzimpfung

Die Entdeckung des Immunisierungsprinzips im 18. Jahrhundert führte zur Entwicklung der Impfung. Im Laufe der Zeit wurde gegen viele Krankheitserreger, gegen die der Körper eine

Immunität oder Resistenz aufbauen kann (z.B. Pocken, Kinderkrankheiten), ein entsprechender Impfstoff entwickelt, der oral oder per Injektion verabreicht wird.

Ein Impfstoff besteht aus abgeschwächten oder abgetöteten Erregern

Ein Impfstoff besteht aus abgeschwächten oder abgetöteten Krankheitserregern beziehungsweise aus deren Antigenen oder aber aus bereits entwickelten Antikörpern. Die Verabreichung der abgeschwächten/abgetöteten Erreger stellt eine so genannte *aktive Impfung* dar: Durch den Kontakt mit dem Erregermaterial wird im Körper der Impuls zur Produktion von entsprechenden Antikörpern gesetzt, ohne dass es dabei zu jener Erkrankung kommt. Bei der Verabreichung von bereits produzierten Antikörpern handelt es sich um eine *passive Impfung*. Sie wird angewandt, wenn der Körper zu geschwächt ist, um selbst die Antikörper optimal zu produzieren (z.B. im Rahmen einer schweren, akuten Erkrankung).

Notwendigkeit und Zeitpunkt einer Impfung sollten sorgsam geprüft werden

Vorbeugende Schutzimpfungen haben zweifelsohne vielen Menschen in aller Welt das Leben gerettet. Leider gibt es aber auch immer wieder Reaktionen auf Impfungen (vor allem bei Kindern), die sich oft erst nach einigen Monaten in Form einer Gesundheitsstörung oder Allergie bemerkbar machen. Deshalb sollten die Indikation und der Zeitpunkt einer Impfung sorgsam geprüft werden. Gerade die zunehmenden Allergien bei Säuglingen und Kleinkindern werfen die Frage auf, ob es ratsam ist, schon innerhalb der ersten Lebensmonate automatisch Mehrfachimpfprogramme durchzuziehen, da sich die Kinder in einer Lebensphase befinden, in der das Immunsystem noch nicht voll entwickelt ist und auf Reize sehr sensibel reagiert.

Ebenso wird diskutiert, ob Kinderkrankheiten bei ansonsten gesunden Kindern nicht gewissermaßen natürliche Auseinandersetzungsübungen darstellen, die das Immunsystem „trainieren“

und auch der Persönlichkeitsentwicklung nützen können. Die anthroposophische Medizin hat in dieser Hinsicht durch viele Beobachtungsstudien wertvolle Erkenntnisse geliefert.

Die Entscheidung für oder gegen eine Impfung ist nicht immer einfach

Die Entscheidung, ob eine Impfung erfolgen soll oder nicht, ist sicher nicht leicht und muss sehr individuell und auch unter Einbeziehung des Umfeldes im Hinblick auf besondere Gefährdungen erwogen werden. In bezug auf Krankheiten wie Kinderlähmung (Polio) und Wundstarrkrampf (Tetanus) sind Impfungen sicherlich sinnvoll und wichtig.

Um die Verträglichkeit von Impfungen zu verbessern und eventuelle Neben- oder Nachwirkungen zu vermeiden, gibt es homöopathische Begleitmaßnahmen, auf die in Kapitel 11 näher eingegangen wird.

5 Wenn das Immunsystem schlapp macht

Das Immunsystem reagiert blitzschnell

Wie in Kapitel 4 dargestellt, reagiert das Immunsystem auf aggressive Eindringlinge mit einer sofortigen Abwehrreaktion, bei der, je nach Art des „Aggressors", mitunter alle Regelkreise der Immunabwehr eingeschaltet sind. So werden die Antigene zügig schachmatt gesetzt und die Ordnung im Organismus ist wieder hergestellt. Solche sofortigen Abwehrreaktionen sind also unabdingbar, um die Gesundheit aufrechtzuerhalten oder wieder herzustellen – auch wenn damit einhergehende Symptome wie Husten oder Schnupfen für den Menschen lästig und unangenehm sind.

Damit die Abwehrreaktionen reibungslos ablaufen können, müssen wichtige Voraussetzungen erfüllt sein:

- *Intaktes unspezifisches Abwehrsystem:* Das unspezifische Abwehrsystem mit seinen physikalischen und biologischen Schutzmechanismen muss so intakt sein beziehungsweise funktionieren, dass Eindringlinge – sollten sie es geschafft haben, die körpereigenen Barrieren zu überwinden – den Körper nur in möglichst geringem Ausmaß attackieren können.

- *Intaktes spezifisches Abwehrsystem:* Das spezifische Abwehrsystem muss voll funktionstüchtig sein, das heißt, es muss einwandfrei „körperfremd" von „körpereigen" unterscheiden, Antigene erkennen, passende Antikörper produzieren, sich den Eindringling gut merken und bei einem neuen Kontakt sofort die entsprechende Antikörperproduktion in die Wege leiten. Hierzu müssen die entsprechenden Organe und Spezialzellen optimal mitarbeiten, ebenso müssen die direkten und indirekten Immunstoffe zur rechten Zeit, am rechten Ort, in ausreichender Zahl und mit entsprechender Wirkung auftreten.

Zur rechten Zeit am rechten Ort – die Immunstoffe stehen parat

◆ *Mineralien, Spurenelemente und Vitamine:* Als Handlanger des Immunsystems müssen bestimmte Mineralien, Spurenelemente und Vitamine zur Verfügung stehen.

◆ *Intakte Matrix:* Die Matrix muss funktionstüchtig sein, also frei von behindernden oder toxischen Ablagerungen, damit die „Zufahrtswege" für immunrelevante Zellen und Substanzen zugänglich bleiben und Kommunikationsimpulse weitergeleitet werden können.

◆ *Gesunder Organismus*: Der Organismus sollte möglichst gesund und fit sein – körperlich, geistig und seelisch. Das beschert Kraftreserven, die sich bei einem Infekt positiv auf den Allgemeinzustand des Betroffenen auswirken. Außerdem muss das Immunsystem dann nicht an mehreren Fronten kämpfen (wie es z.B. der Fall ist, wenn mehrere Erkrankungen zusammen auftreten), sondern kann sich voll auf den aktuellen Abwehrprozess konzentrieren.

Mangelzustände kann der Organismus nur eine gewisse Zeit kompensieren

Sind irgendwelche dieser Voraussetzungen nicht oder nur mangelhaft erfüllt, so kann der Organismus das Manko eventuell noch eine gewisse Zeit kompensieren. Doch wenn das Maß überschritten ist, folgen die Reaktionen auf dem Fuß. So kann es dann sein, dass ein Infekt nicht richtig ausheilt, chronisch wird oder sich verlagert und in Form einer neuen Erkrankung „weiter arbeitet", oder aber, dass der Körper generell anfällig wird für Infekte jeglicher Art, so dass neue Eindringlinge leichtes Spiel haben.

Diese Zusammenhänge lassen erkennen, dass die Therapie eines Infektes nicht zu einseitig auf den Erreger ausgerichtet sein sollte. Vor allem bei einer allgemeinen Infektanfälligkeit hilft es dem Organismus auf Dauer nicht viel weiter, wenn allein dem jeweiligen Erreger der Garaus gemacht wird. Denn überall und jeden Tag wird der Körper mit neuen Erregern konfrontiert. Besser wäre, wenn die Therapie ihn so stärkt, dass er auch gegen neue Erreger gewappnet ist. Das jedoch ist nur mit ganzheitlich orientierten Methoden erreichbar, die darauf abzielen, die physiologischen Voraussetzungen für eine optimale Immunabwehr wieder auf Vordermann zu bringen. Denn wenn diese Voraussetzungen gegeben sind, kann das von Natur aus sehr effiziente Immunsystem wiederum volle Leistung erbringen, und krankheitserregende Mikroorganismen haben kaum eine Chance.

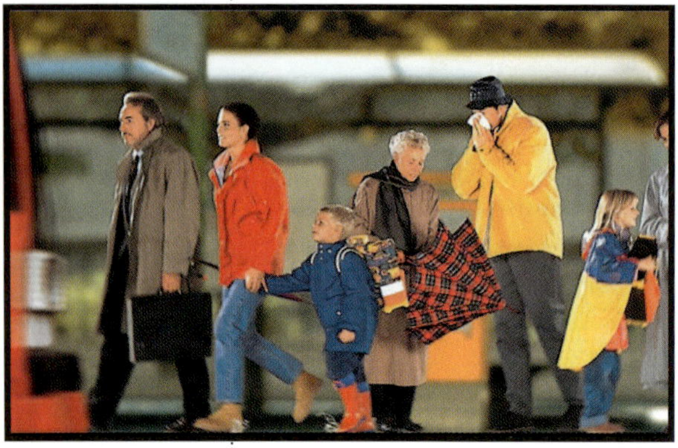

Abb. 15: Krankheitserreger lauern überall. Ein gesunder Organismus kann sie jedoch erfolgreich abwehren.

6 Fitnesstraining für die Abwehrkräfte

Was kann getan werden, damit das Immunsystem wieder volle Leistung erbringen kann? Eine ganze Menge! Es gibt vielfältige Therapiemöglichkeiten und gesundheitsfördernde Maßnahmen, die diesen Zweck erfüllen. Ziel der ärztlichen Verordnung oder – in leichten Erkrankungsfällen – der Selbstmedikation sollte sein, auf den individuellen Fall abgestimmte Arzneimittel oder Maßnahmen einzusetzen. Bei ihrer Zusammenstellung sollten alle Aspekte der Erkrankung berücksichtigt werden. Diese Aspekte lassen sich in folgendem „Behandlungsplan" zusammenfassen:

Den individuellen Behandlungsplan zusammenstellen

1. Bestandsaufnahme

Zunächst ist eine „Bestandsaufnahme" der Symptome wichtig und die Feststellung, ob es sich um einen leichten Infekt handelt, der selber zu behandeln ist, oder um etwas Schwerwiegenderes, das den Arzt erfordert – der dann unverzüglich aufzusuchen ist. Der Organismus reagiert auf Angriffe verschiedener Infektionserreger oftmals mit sehr ähnlichen Symptomen. Im Zweifelsfall ist daher immer der Arzt zu befragen.

2. Eindämmung des Erregers

Je nach Art des Erregers und je nach Ausmaß der Infektion ist zu entscheiden, ob der Erreger aktiv von außen bekämpft werden muss oder ob es ausreicht, den Organismus so zu stärken, dass er die Abwehr alleine bewerkstelligen kann. Bei schwerwiegenden Infekten wird der Arzt mit allopathischen Arzneimitteln gegen die Erreger vorgehen. Die Therapie kann mit naturheilkundlichen Anwendungen unterstützt werden. Bei leichten Infekten ist es ebenfalls sinnvoll, die sanft wirkenden antibakteriellen oder antimykotischen Wirkstoffe von Naturheil-

Aktive Bekämpfung des Erregers oder Stärkung der Immunabwehr

mitteln (z.B. Teebaumöl) zu nutzen, um den Vormarsch der Erreger abzubremsen.

3. Linderung der Symptome

Symptome sind meist lästig und unangenehm. In seltenen Fällen stellen sie auch eine zusätzliche Bedrohung für den Organismus dar (z.B. Fieber über 40 °C). Selbstverständlich sind in einem solchen Fall Maßnahmen zur Symptomlinderung erforderlich. Ansonsten jedoch sollten Symptome möglichst nicht unterdrückt werden, signalisieren sie doch, dass die Abwehr voll aktiv ist. Die Symptome zu unterdrücken, würde bedeuten, auch die dazugehörende Abwehraktion lahm zu legen. Das gäbe dem Erreger neue Chancen sich auszubreiten. Einen goldenen Mittelweg bieten natürliche Arzneimittel, die die Selbstheilungskräfte und Ausscheidungsbemühungen des Organismus unterstützen (z.B. Homöopathika, Antihomotoxische Arzneimittel, Phytotherapeutika). Denn dadurch werden die Intensität und Dauer des Infektes und seiner Symptome wesentlich gemildert, ohne jedoch die Abwehraktionen zu behindern.

Die Symptome möglichst nicht unterdrücken

4. Stärkung des Immunsystems

Ganz wichtig ist die Stärkung des Immunsystems – sowohl in der akuten Infektionsphase als auch danach. Dieser Punkt wird oft vernachlässigt, vor allem, wenn allopathische Mittel zur Eindämmung des Erregers und zur Symptomlinderung eingesetzt wurden. Denn sobald sich der Betroffene besser fühlt, hält er die Behandlung für abgeschlossen. Hierbei wird außer Acht gelassen, dass das Immunsystem zum einen eine Auseinandersetzung mit dem Erreger – und eventuell auch mit nebenwirkungsreichen Therapeutika – hinter sich hat und durchaus der Stärkung bedarf, und zum anderen, dass eventuell gar nicht der Erreger, sondern eine Abwehrschwäche Ausschlag für die Infektion war. Auch hier ist eine Stärkung der Abwehrkräfte angezeigt.

An das Immunsystem wird oft nicht gedacht

Arzneimittel und Maßnahmen zur Stärkung der Abwehrkräfte zielen darauf ab, die physiologischen Voraussetzungen für eine optimale Immunabwehr wieder herzustellen. Das heißt:

- Das Bindegewebe beziehungsweise die „Zufahrtswege" müssen freigeräumt und offen gehalten werden (z.B. mit entgiftenden und ausleitenden Therapien).
- Vitamine, Mineralien und Spurenelemente müssen ausreichend vorhanden sein (z.B. durch vollwertige Ernährung oder orthomolekulare Therapie).
- Die immunspezifischen Organe und Zellen müssen in ihren Funktionen unterstützt werden (z.B. durch homöopathische Arzneimittel, siehe auch „Das homöopathische Therapieprinzip", Seite 54).
- Die physikalischen und biologischen Schutzbarrieren des unspezifischen Abwehrsystems sollten gestärkt werden (z.B. durch die Verwendung von therapeutischen Salben bei Neurodermitishaut oder durch Enzymtherapie bei allgemeiner Abwehrschwäche).
- Der Organismus sollte körperlich, geistig und seelisch gestärkt werden, damit er seine Kraftreserven, die eventuell im Rahmen des Infektes aufgezehrt werden, wieder regenerieren kann.

Die „Zufahrtswege" freiräumen, die Schutzbarrieren stärken ...

Generell sind dem Organismus in diesem Zustand regenerative Maßnahmen oder Therapien nützlich. Dem Körper ist zum Beispiel Ruhe zu gönnen, dem „Geist" sollten positive Dinge geboten werden (z.B. interessante Bücher, aufbauende Gespräche), und die „Seele" sollte in der akuten Infektionsphase von belastenden Problemen wenn möglich verschont bleiben. Auch „verschleppte" Erkrankungen sind möglichst auszuheilen, denn sie nehmen fortlaufend Leistungen des Immunsystems in Anspruch – die diesem bei der Abwehr neuer Infekte nicht zur Verfügung

Das homöopathische Therapieprinzip

Die Homöopathie ist eine zentrale Behandlungsmethode der Naturheilkunde. „Similia similibus curentur" (Ähnliches soll durch Ähnliches geheilt werden) umreißt die Grundlage der homöopathischen Lehre. Es bedeutet, dass eine Substanz (in bestimmter Zubereitung) gegen diejenigen Beschwerden hilft, die eine Vergiftung mit dieser Substanz beim gesunden Menschen hervorrufen würde (Simile-Prinzip).

Der Arzt und Apotheker Samuel Hahnemann erprobte im Jahre 1790 am eigenen Körper die Wirkung eines solchen Arzneimittels und begründete aufgrund seiner Beobachtungen die Homöopathie (griech. homoio = ähnlich, pathos = Krankheit). Ausgehend von seinen Arzneimittelversuchen entwickelte er so genannte Arzneimittelbilder. Hierin sind alle Symptome aufgeführt, die ein Mittel in hoher Dosierung bei einem gesunden Menschen hervorruft. Diese Arzneimittelbilder sind in besonderen Nachschlagewerken (Repertorien) zusammengefasst. Im Rahmen der homöopathischen Behandlung wird unter anderem das Krankheitsbild in seiner „Individualität" genau bestimmt und das (oder die) homöopathische(n) Mittel des passenden „Arzneimittelbildes" ausgewählt.

Zusätzlich zum Simile-Prinzip (s.o.) werden noch weitere Aspekte in die Therapie mit einbezogen. Dabei sind die individuelle Empfindlichkeit des Patienten (Modalitäten) sowie seine Konstitution von wesentlicher Bedeutung. Dies macht die Homöopathie zu einer sehr individuellen Therapie. Hinzu kommt, dass homöopathische Präparate nicht nur symptomatisch wirksam sind, sondern an den Ursachen der Erkrankungen ansetzen. Durch den Einsatz von Homöopathika werden die Selbstheilungskräfte des Organismus aktiviert beziehungsweise verstärkt, da durch die Mittel neurovegetative Steuerungsmechanismen und Stoffwechselvorgänge der Körperzellen beeinflusst werden können.

Homöopathika gibt es in Form von Tabletten, Globuli, Tropfen, Suppositorien, Salben und Ampullen. Nach dem amtlichen homöopathischen Arzneibuch (HAB) werden sie entsprechend der homöopathischen Herstellungstechniken der abgestuften Verdünnung oder Verreibung aus pflanzlichen, tierischen, mineralischen oder teilweise auch synthetischen Stoffen hergestellt. Die Verdünnung (Potenzierung) erfolgt meist im Verhältnis 1:10. Die erste Verdünnungsstufe wird als D1 (Dezimalpotenz), die nächste daraus hergestellte als D2 bezeichnet usw. Bei akuten Störungen werden meist tiefe Potenzen (D2–D12) eingesetzt, und zwar dreimal oder mehrmals täglich 5 Tropfen oder Globuli. Bei chronischen Erkrankungen werden höhere Potenzen angewandt, diese werden jedoch viel seltener eingenommen.

In der Homöopathie Hahnemanns wurden ursprünglich nur Einzelmittel verwendet. Inzwischen jedoch setzt sich die Gabe von mehreren homöopathischen Einzelmitteln, auch kombiniert in einem Präparat, immer mehr durch. Die Komplexpräparate bieten auf Grund ihres breiter gefächerten Wirkspektrums vielfältigere und umfassendere Anwendungsmöglichkeiten.

Da viele Patienten heutzutage von mehreren, gleichzeitig im Körper auftretenden Störungen und Giftbelastungen betroffen sind, ist es erforderlich, den Organismus nicht nur in seinen Entgiftungsprozessen zu fördern, sondern ihn gleichzeitig auf verschiedenen Ebenen zu stärken und anzuregen. Das lässt sich in der Antihomotoxischen Medizin mit ihren Komplexhomöopathika in einer für den Patienten praktischen Anwendungsweise zielgerichtet realisieren.

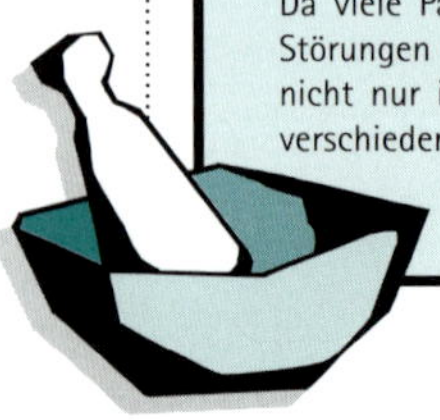

stehen. Auch zur Ausheilung von verschleppten Erkrankungen hat sich unter anderem die Antihomotoxische Therapie sehr bewährt, die im nächsten Kapitel ausführlich erläutert wird.

Es gibt vielfältige naturheilkundliche Therapiemöglichkeiten, die bei akuten oder chronischen Infekten zur Stärkung des Immunsystems eingesetzt werden können. Unter ihnen hat die Antihomotoxische Medizin einen besonderen Stellenwert. Denn die ihr zugrunde liegende Homotoxinlehre (Homotoxikologie) basiert auf einer detaillierten Differenzierung der verschiedenen Abwehrphasen des Organismus, und die Antihomotoxische Therapie bietet Arzneimittel, die den Organismus in den verschiedenen Phasen gezielt unterstützen. Bei den Arzneimitteln handelt es sich um eine besondere Form der Homöopathie: homöopathische Komplexmittel, die unter anderem entgiftende, ausleitende, organstärkende, stoffwechselfördernde sowie symptomorientierte Wirkungen in sich vereinen – was sie sehr effizient macht. Da sie zudem nach Indikationen eingesetzt werden, sind sie auch in der Selbstmedikation einfach zu handhaben.

Antihomotoxische Arzneimittel – effizient und einfach zu handhaben

7 Zurück zur Gesundheit – die Antihomotoxische Medizin

Krankheiten sind sinnvolle Abwehrvorgänge des Körpers

Der Begründer der Homotoxikologie, Dr. med. Hans-Heinrich Reckeweg (1905–1985), stellte während seiner Tätigkeit als homöopathischer Arzt fest, dass chronische Krankheiten mit den klassischen Medikamenten der etablierten, allopathischen Medizin nur schwer zu beeinflussen sind. Er erkannte, dass Krankheiten sinnvolle Abwehrvorgänge des Körpers gegen schädliche Substanzen oder Folgen von Schadstoffeinwirkungen sind.

Die verantwortlichen Schadstoffe nannte Reckeweg Homotoxine (= für den Menschen schädliche Stoffe/Giftstoffe). Homotoxine sind all jene stofflichen (chemischen/biochemischen) und nichtstofflichen (physikalischen, psychischen) Faktoren, die beim Menschen Gesundheitsstörungen hervorrufen können. Das sind zum Beispiel Krankheitserreger oder auch Schadstoffe in Nahrung und Umwelt sowie im eigenen Stoffwechsel entstandene belastende Stoffwechselprodukte.

Die Homotoxine müssen neutralisiert oder ausgeschieden werden

Ein gesunder Körper ist in der Lage, solche Schadstoffe innerhalb gewisser Grenzen wieder auszuscheiden. Krankheit entsteht im Sinne der Antihomotoxischen Medizin (Überbegriff für Homotoxikologie und Antihomotoxische Therapie), wenn zu viele Schadstoffe den Körper überschwemmen oder wenn auf Grund einer Stoffwechselstörung Homotoxine nicht neutralisiert oder ausgeschieden werden können. Die körpereigenen Abwehrkräfte können sich gegen die krankmachenden Homotoxine nicht mehr ausreichend wehren, und je nach Schwere und Dauer der Homotoxinbelastung entstehen unterschiedliche Krankheitsbilder. Diese Giftabwehrreaktionen des Körpers werden in der Homotoxikologie in sechs Phasen eingeteilt (siehe auch Tab. 4):

- *1. Ausscheidungsphase* (Exkretionsphase)
- *2. Entzündungsphase* (Inflammationsphase)
- *3. Ablagerungsphase* (Depositionsphase)
- *4. Zellerkrankungsphase* (Imprägnationsphase)
- *5. Zellumbauphase* (Degenerationsphase)
- *6. Zellentartungsphase* (Dedifferenzierungsphase)

Ausscheidungsphase (Phase 1)

In der ersten Phase, der *Ausscheidungsphase*, ist fast alles noch in Ordnung. Homotoxine werden auf physiologische Weise ausgeschieden. Husten, Schnupfen, Durchfall und verstärktes Schwitzen befördern die Homotoxine aus dem Körper. Besserung tritt meist auch ohne Medikament innerhalb weniger Tage ein.

Entzündungsphase (Phase 2)

Sind die Homotoxine besonders hartnäckig oder treten sie sehr massiv auf, reicht es nicht aus, allein die natürlichen „Schleusen" des Körpers zu öffnen (Phase 1), sondern es bedarf eines vehementen „Rausschmisses" der Homotoxine – in Form einer Entzündung (Phase 2). Die Entzündung beschleunigt die Elimination der Verursacher und zugleich den Abbau ihrer freigesetzten Giftstoffe. Die biologische Bedeutung der Entzündung als Entgiftungsmaßnahme wurde bereits in Kapitel 4 vorgestellt. In dieser zweiten Phase, der *Entzündungsphase*, sind alle akuten aber auch chronischen Entzündungen angesiedelt. Auch in dieser Phase hat der Organismus noch die Oberhand; die Selbstheilungsfähigkeit ist intakt.

Die Entzündung – eine wichtige Entgiftungsmaßnahme

Ablagerungsphase (Phase 3)

Die dritte Phase der Körperabwehr ist die *Ablagerungsphase*. In dieser Phase haben sich schon mehr Homotoxine angesammelt, als der Organismus verkraftet. Es gelingt ihm nicht mehr, die Homotoxine hinaus zu befördern. Ihm bleibt nur die Möglichkeit, sie zu deponieren.

Tab. 4: Vereinfachtes Schema der Sechs-Phasen-Tabelle nach Reckeweg

	humorale Phasen		
	normale Reaktion	gesteigerte Reaktion	beginnende Speicherung
Organsystem	Exkretionsphase Ausscheidung	Inflammationsphase Entzündung	Depositionsphase Ablagerung
Haut	◆ Schweiß	◆ Akne	◆ Warzen
Darm	◆ Durchfall	◆ Schleimhautentzündung	◆ Kotsteine ◆ Verstopfung
Lunge	◆ klarer Schleim	◆ Bronchitis	◆ Staublunge
Niere	◆ Urinfluss	◆ Nierenbeckenentzündung	◆ Nierensteine
Leber / Galle	◆ Gallenfluss	◆ Leber-, Gallenentzündung	◆ Gallensteine ◆ Fettleber
Bauchspeicheldrüse	◆ Bauchspeicheldrüsenfluss	◆ Bauchspeicheldrüsenentzündung	◆ Bauchspeicheldrüsenverkalkung
Knochen / Gelenke	◆ Gelenkflüssigkeit	◆ Arthritis	◆ Gichtkristal[le] ◆ Gelenkschwellung

← Verbesserung –

Die „Mülldeponie" des Organismus ist die Matrix (siehe Kapitel 3.4). Die Zellen des Bindegewebes versuchen, die Homotoxine so gut es geht zu „Müllpaketen" abzupacken und mit Fasern abzudichten, damit sie keinen Schaden an benachbarten Organzellen, anrichten können. Immer wenn der Organismus vermehrt ausscheidet (Phase 1) oder mit einer Entzündung beschäftigt ist (Phase 2), versucht er, einen Teil der abgelagerten Müllpakete mit zu entsorgen.

Wenn diese Möglichkeit nicht besteht oder aber die toxischen Pakete sich zu stark stapeln, dann entsteht eine „Inweltökokrise", weil das Bindegewebe verschlackt ist. Dann ist der Punkt erreicht, an dem die Selbstheilungsfähigkeit des Organismus gefährdet ist. Da die wichtigen „Zufahrtswege" mit Müllpaketen verstopft sind, können die Organzellen nicht mehr ausreichend versorgt werden. Ohne therapeutische Hilfe drohen den Zellen zunehmend Schäden.

Bekannte Krankheiten der Depositionsphase sind zum Beispiel weichteilrheumatische Prozesse oder Ablagerungen an Gelenken, Bändern, Sehnen und Muskeln.

rix-Phasen	zelluläre Phasen	
endgültige Speicherung	dauerhafte Schädigung	unkontrollierte Veränderung
Imprägnations-phase Zellerkrankung	Degenerations-phase Zellumbau	Dedifferenzierungsphase Zellentartung
• Neurodermitis	• Hautatrophie	• Hautkrebs
• Colitis ulcerosa	• Dickdarm-divertikulose	• Darmkrebs
• Asthma	• Emphysem	• Lungenkrebs
• eingeschränkte Nierenfunktion	• Schrumpfniere	• Nierenkrebs
• Leberzell-erkrankung	• Leberzirrhose	• Leberkrebs
• chronische Bauchspeicheldrüsen-entzündung	• Diabetes mellitus	• Bauch-speichel-drüsenkrebs
• Rheuma	• Arthrose	• Knochen-krebs

logische Schnitt

Verschlimmerung →

Zellerkrankungsphase (Phase 4)

Verschlimmert sich die Homotoxinbelastung weiterhin, so gleitet das Geschehen in die vierte Phase, die *Zellerkrankungsphase*. Das heißt, jetzt sind auch die Organzellen selbst von der Homotoxinauswirkung betroffen. Zellfunktionen geraten aus dem Takt. Die Selbstheilungskraft des Organismus ist weitgehend erschöpft. Chronische Krankheiten, zum Beispiel unsere heutigen Zivilisationskrankheiten, sind die Folge.

Zellumbauphase (Phase 5)

Geschieht therapeutisch nichts im Hinblick auf Grundentgiftung und Anregung der Abwehrfunktionen, dann kann sich das Geschehen in die fünfte Phase, die *Zellumbauphase*, verlagern. Die Zellen degenerieren, es kommt zu Funktionsverlusten von Organen und Geweben. Solche Degenerationskrankheiten sind zum

Beispiel Arterienverkalkung, Alzheimer, Herzmuskelschwächen, Altersdiabetes, Fettstoffwechselstörungen sowie degenerative Gelenk- und Knochenprozesse wie Arthrose, Bandscheibenabnutzung, Osteoporose usw.

Zellentartungsphase (Phase 6)

Phase 6 – Toxine in konzentrierter Form

Die sechste und letzte Phase ist die *Zellentartungsphase*. Sie stellt die Phase mit der größten Toxindichte dar. Die Zellen haben ihren Stoffwechsel umgestellt und sich zudem der Körperkontrolle entzogen. Es kommt zur Entartung, zum Krebs.

In den ersten drei Phasen – Ausscheidung (Exkretion), Entzündung (Inflammation) und Ablagerung (Deposition) – verfügt der Körper noch über ausreichende eigene Selbstheilungskräfte. In den drei letzten Phasen – Zellerkrankung (Imprägnation), Zellumbau (Degeneration) und Zellentartung (Dedifferenzierung) – ist der Organismus jedoch immer weniger in der Lage, von sich aus die Homotoxine zu neutralisieren oder auszuscheiden. Die Giftstoffe können in die Zellen eindringen, wichtige Zellstrukturen zerstören und damit Körperfunktionen stark beeinträchtigen.

Von der Gewebeflüssigkeit in die Matrix und von dort in die Zelle

Eine weitere Einteilung in humorale Phasen (Exkretions- und Inflammationsphase), Matrix-Phasen (Depositions- und Imprägnationsphase) sowie zelluläre Phasen (Degenerations- und Dedifferenzierungsphase) zeigen den Ort der Homotoxinablagerung an. In den humoralen Phasen ist es die Gewebeflüssigkeit, in den Matrix-Phasen das Bindegewebe und in den zellulären Phasen die Zelle selbst, in der die Homotoxine ihre krankmachenden Wirkungen entfalten.

Der „biologische Schnitt"

Die Grenze zwischen dem Krankheitsgeschehen außerhalb der Zelle und innerhalb der Zelle wird als „biologischer Schnitt" bezeichnet. Er befindet sich zwischen der Ablagerungsphase (Phase 3) und der Zellerkrankungsphase (Phase 4). Störungen oder Krankheiten vor dem biologischen Schnitt lassen sich meist gut und oft völlig ausheilen; Krankheiten hinter dem biologischen Schnitt sind schwieriger zu heilen.

7.1 Dynamik auf der „Landkarte" – die Vikariation

Die einzelnen Phasen sind keine starren Zustände, sondern es bestehen fließende Übergänge – sowohl in Richtung einer Krankheitsverschlimmerung als auch in Richtung einer Krankheitsbesserung. Eine Verschlimmerung, eine sogenannte *progressive Vikariation* (lat. vicarius = stellvertretend, Verlagerung der Erkrankung), verläuft von links nach rechts in der Sechs-Phasen-Tabelle und entspricht einer zunehmenden Homotoxinbelastung. Die *regressive Vikariation*, eine Verschiebung von rechts nach links, bedeutet dagegen eine Besserung, eine Abnahme der Homotoxinbelastung.

Fließende Übergänge zwischen den Phasen

Die Sechs-Phasen-Tabelle stellt die zentrale Krankheitslandkarte dar, in die man eine Erkrankung einordnen und auf der man eine Verbesserung oder Verschlechterung (im Sinne einer progressiven oder regressiven Vikariation) erkennen kann. Anhand dieser „Landkarte" wird auch der Effekt erklärbar, dass ein mit Kortisonsalbe unterdrücktes Hautekzem zu Asthma führen kann. In diesem Fall hatten die Homotoxine zunächst über das Ekzem ein Ventil zur Ausleitung gefunden. Durch die Unterdrückung durch das Kortison wurde diese Ausleitung jedoch verhindert, und die Homotoxine haben sich auf die Lunge verlagert.

Es ist ein Phasensprung zum Schlechteren, zu einer progressiven Vikariation erfolgt, nämlich von der Entzündungsphase (Ekzem) zur Zellerkrankungsphase (Asthma).

7.2 Keine Angst vor „neuer" Krankheit

Die Selbstheilungskräfte sind wieder erwacht

Natürlich gibt es auch erfreuliche Entwicklungen, nämlich ein Phasensprung aus schlechteren Krankheitssituationen in bessere, also eine regressive Vikariation. Wenn es gelingt, mit Hilfe einer entsprechenden, zum Beispiel Antihomotoxischen Therapie, die Selbstheilungskräfte des Organismus anzuregen und ihm die Müllentsorgung seiner Homotoxine zu erleichtern, so kann es dazu kommen, dass ein Asthma (Phase 4) verschwindet, dafür aber Hauterscheinungen in Form eines früher einmal bestandenen Ekzems (Phase 2) wieder auftreten. Wenn diese Zusammenhänge bekannt sind, kann sich der Betroffene über eine solche Entwicklung, nämlich das Auftreten einer scheinbar „neuen" Krankheit freuen, denn jetzt ist tatsächlich eine große Wende im Krankheitsgeschehen eingetreten. Die „Selbstheilungsmöglichkeiten" sind wieder „erwacht", bei konsequenter Weiterführung der Therapie gelingt es meist, auch die letzten Reste von Entzündungsreaktionen auf der Haut zum Abklingen zu bringen.

So wird deutlich, dass das Ziel einer Antihomotoxischen Behandlung immer der therapeutische Anstoß in Richtung einer regressiven Vikariation ist. Ebenso wird deutlich, dass, je früher die Behandlung einsetzt – nämlich dann wenn die Selbstheilungskräfte noch intakt sind –, der Organismus um so schneller und effektiver auf die Therapie ansprechen kann. Wenn seine Selbstheilungskräfte erst generell wieder aktiviert werden müssen, dauert es entsprechend länger.

7.3 Die Chancen erkennen – Möglichkeiten und Grenzen der Antihomotoxischen Therapie

Reckeweg war die Bedeutung einer rechtzeitigen und den einzelnen Phasen angepassten Therapie bewusst und entwickelte die *Antihomotoxische Therapie*. Als besondere Form der Homöopathie erfasst sie den Menschen (und das Tier) in seiner physischen, körperlichen, psychischen und seelischen Gesamtheit. So sollten zum Beispiel bei Atemwegsinfekten nicht nur die Symptome Husten oder Schnupfen behandelt, sondern die Selbstheilungskräfte des Körpers insgesamt gefördert werden. Das Ziel dabei ist eine längerfristige Immunitätsverbesserung im Sinne einer Stärkung der eigenen Abwehrkräfte gegen Belastungen und Krankheiten.

Prävention von Krankheiten

- Vermeidung von Toxinzufuhr
- ordnungstherapeutische Maßnahmen
- Erhaltung von Gesundheit und Wohlbefinden

Entgiftung der Organsysteme

- ausleitende Verfahren
- Elimination von Homotoxinen
- Aktivierung der Ausleitungsorgane wie Leber/Galle, Magen/Darm, Niere/Blase, Lymphsystem, Haut- und Schleimhäute, Atemwege

Regeneration der Organsysteme

- Stärkung der Organfunktionen
- Aktivierung der Zellfunktionen
- Immunmodulation

Regulation der Symptomatik

- Beeinflussung einer Fehlregulation
- Rückführung der Symptomatik zur individuellen Norm (regressive Vikariation)
- Unterstützung der Selbstheilungskräfte

Tab. 5: Therapeutische Ziele der Antihomotoxischen Therapie

Die Antihomotoxischen Arzneimittel unterdrücken dabei keine Symptome, da dies nicht zu einer grundlegenden Ausheilung führen kann, sondern sie unterstützen die natürlichen Regulations-, Abwehr- und Ausscheidungsmechanismen des Organismus. Dies erklärt auch die immer wieder festgestellte gute Wir-

Antihomotoxika – solange das Immunsystem ansprechbar ist

kung und Verträglichkeit der Antihomotoxischen Arzneimittel. Eine Antihomotoxische Therapie kann nur dann nicht mehr wirken, wenn der Körper nicht mehr in der Lage ist, auf den gesetzten Reiz zu reagieren, zum Beispiel bei völliger Organdegeneration oder nicht mehr ansprechbarem Immunsystem. Eine Antihomotoxische Therapie ist ferner nicht angezeigt bei Krankheiten, die eine Substitution (Ergänzung) erfordern, zum Beispiel mit Vitaminen, Mineralien, Spurenelementen, bei akut lebensbedrohlichen Erkrankungen oder, wenn es eine bessere allopathische Therapie, zum Beispiel einen chirurgischen Eingriff, gibt.

Häufig können aber auch in solchen Fällen zusätzlich eingesetzte Antihomotoxische Arzneimittel den Heilungsprozess beschleunigen oder grundlegender herbeiführen. Die meisten Krankheiten beruhen vor allem auf der Wirkung von Homotoxinen. Hier kann die Antihomotoxische Medizin wertvolle Hilfe leisten. Welche Erkrankungen dies sind und wie die Hilfe erfolgt, lesen Sie in den folgenden Kapiteln.

8 Alltagsinfekte – schnell wieder auskurieren

Zugluft, verdorbene Speisen, erkältete Mitmenschen usw. – es gibt im Alltag viele Belastungen für den Organismus, die er kompensieren muss. Nicht immer gelingt ihm das auf Anhieb, und so kommt es häufig vor, dass Krankheitserreger nicht mehr allein durch Ausscheidung entsorgt werden können, sondern dass der Organismus eine Entzündung initiieren muss, um die Eindringlinge hinaus zu katapultieren (Phase 2 nach Reckeweg).

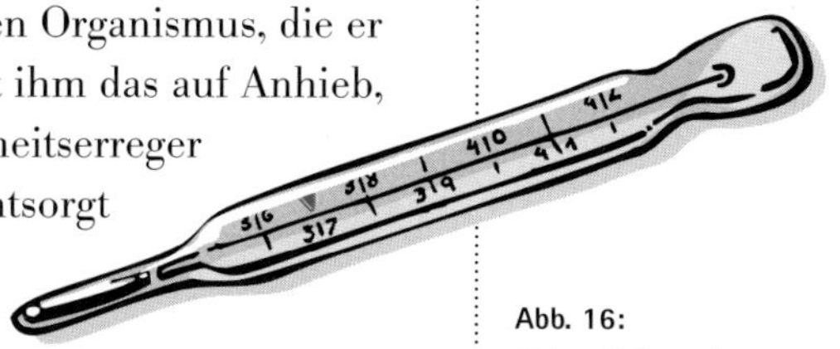

Abb. 16: Hohes Fieber oder nur erhöhte Temperatur? Das Fieberthermometer gibt Aufschluss.

Fieberhafte Infekte, Bronchitis, Halsentzündung und dergleichen sind solche Reaktionen, die fast jeder schon mal erlebt hat. Auch wenn sie teilweise mit recht unangenehmen Symptomen einher gehen, so sind sie doch im Prinzip harmlos. Denn der Organismus arbeitet auf Hochtouren und hat in der Regel nach einigen Tagen die Erreger hinaus befördert. Hierbei braucht er meist keine direkte Hilfe, sondern nur eine allgemeine Unterstützung, was er durch Symptome wie Abgeschlagenheit und Müdigkeit deutlich signalisiert: Er will in Ruhe gelassen und geschont werden, um sich voll auf seine Arbeit konzentrieren zu können.

Hilfe zur Selbsthilfe durch Hausmittel und Naturheilkunde

So zielen denn auch bewährte Hausmittel und naturheilkundliche sowie Antihomotoxische Mittel darauf ab, nicht die Symptome zu unterdrücken, sondern sie höchstens zu lindern, dabei aber vor allem den Organismus bei seiner Arbeit zu unterstützen. Klassische Maßnahmen wie zum Beispiel Bettruhe, Dampfbäder zur Schleimlösung und immunstärkende Arzneimittel sind alles Initiativen, um Voraussetzungen für einen optimalen Ablauf der Abwehrreaktionen zu schaffen, wie in Kapitel 5 und 6 beschrieben. Die gängigen Alltagsinfekte können in der Regel durch Schonung oder mit unterstützender Selbstmedikation auskuriert werden, ein Arztbesuch ist meist nicht erforderlich. Dennoch gilt auch hier: Bei besonders heftigen Symptomen oder wenn nach einigen Tagen keine Besserung eintritt oder wenn das individuelle Befinden beziehungsweise die individuelle Krankheitsgeschichte ärztliche Betreuung erfordert oder bei permanenten Rückfällen sowie in allen Zweifelsfällen – immer dann sollte ärztlicher Rat eingeholt werden.

8.1 Fieberhafte Infekte – ein Fegefeuer für Viren und Bakterien

Alle Glieder tun weh, der Kopf dröhnt, die Körpertemperatur steigt, man fröstelt und will nur noch ins Bett. Fieber und Frösteln (bis hin zu Schüttelfrost) sind typische Symptome bei akuten Infektionskrankheiten und – trotz aller Unannehmlichkeit – positive Signale dafür, dass der Organismus den Krankheitserregern ein „Fegefeuer" bereitet, um sie zu eliminieren. Fieber entsteht dadurch, dass der Organismus mehr Wärme produziert als über Haut und Schleimhäute abgegeben werden kann. Die Temperaturerhöhung bewirkt eine Beschleunigung der Stoffwechselvorgänge und eine Verstärkung der immunogenen Leistungen. Beim Messen der Körpertemperatur mit Hilfe des Fieberthermometers ist zu beachten, wo gemessen wird: Die normale Temperatur beträgt unter den Achseln etwa 36,8 °C, unter der Zunge etwa 37,0 °C und rektal etwa 37,3 °C. Wenn die Temperatur etwa 1 °C über den Normal-

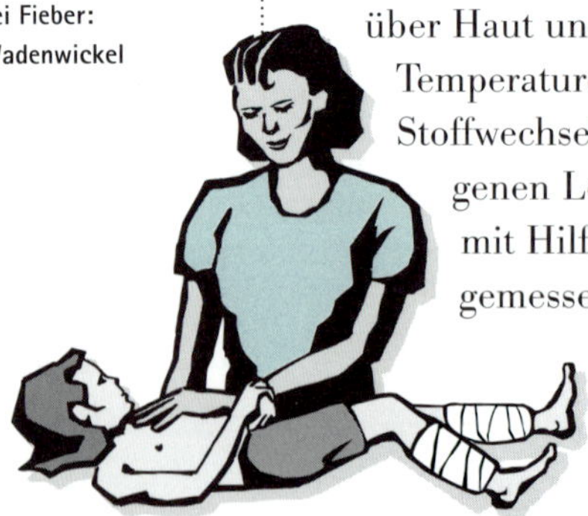

Abb. 17: Wohltuend bei Fieber: Wadenwickel

wert steigt, wird das als erhöhte Temperatur bezeichnet. Sind 39 °C erreicht, so spricht man von Fieber. Und bei Temperaturen von mehr als 39 °C liegt beim Erwachsenen hohes Fieber vor. Kinder neigen leichter zu fieberhaften Reaktionen als Erwachsene und erreichen öfters Temperaturen um 40–41 °C. Auf die spezielle Reaktionsweise des Kindes ist zum Beispiel das Antihomotoxische Arzneimittel Viburcol abgestimmt. Diese Säuglings- und Kinderzäpfchen helfen bei Unruhezuständen mit (und auch ohne) Fieber und sind ebenso zur symptomatischen Behandlung harmloser Infekte geeignet. Besteht hohes Fieber, so ist der Arzt zu konsultieren. Bei einem akuten Infekt gesellen sich zu Frösteln und Fieber als typische Grundsymptome noch die speziellen Symptome des jeweiligen Infektes. Bei Infektionen der oberen Atemwege sind dies zum Beispiel Husten, Schnupfen oder Halsschmerzen. Die auslösenden Übeltäter sind meist Viren. Ihre Aktivitäten können jedoch auch unerwünschten Bakterien den Weg

Linderung durch kalte Wickel

Bei Fieber können die unangenehmen Begleitsymptome durch kühle Wickel gelindert werden. Sie entziehen dem Körper etwas Wärme, wirken ausleitend, vegetativ stabilisierend und fördern eine wohltuende Ruhe. Besonders Kinder schlafen nach solchen Anwendungen meist tief und erholsam. Klassische Anwendungen sind Wadenwickel, aber auch der so genannte Kurzwickel, ein spezieller Körperwickel, bringt Linderung. Bei einem fieberhaften Infekt mit Halsentzündung, Mandelentzündung oder Lymphknotenschwellungen am Hals sind vor allem Halswickel hilfreich.

◆ Halswickel: Eine Schüssel mit etwa 3 Liter eiskaltem Wasser füllen und zwei Esslöffel Essig hinzufügen. Ein Leinentuch damit tränken, auswringen und möglichst eng um den Hals winden. Das nasse Tuch sofort mit einem trockenen bedecken und noch einen Schal darum legen, so dass der kalte Wickel „abgedichtet" ist. Nach spätestens einer Stunde sollte der vom fiebernden Körper warm gewordene Wickel erneuert werden.

◆ Wadenwickel: Kalte Wadenwickel wirken bei Fieber allgemein wohltuend. Sie werden wie Halswickel angewandt. Eine Alternative sind in kaltem Wasser getränkte, ausgewrungene Strümpfe, die dem Fiebernden angezogen und – wenn sie erwärmt sind – gewechselt werden.

◆ Kurzwickel: Dieser Körperwickel eignet sich vor allem dann, wenn jemand zu Bronchitis oder ähnlichen Erkrankungen der Atemwege neigt. Der Wickel beginnt unter den Armen und endet oberhalb der Knie. Man nimmt ein entsprechend langes Leinentuch, faltet es, taucht es in kaltes Wasser, wringt es aus und wickelt es eng um den Körper. Ein ebenso großes trockenes Leinentuch wird darüber gewickelt und mit einer Decke wird der Wickel zusätzlich „abgedichtet". So eingepackt, ruht der Fiebernde 20 bis 30 Minuten, dann wird der Wickel wieder entfernt.

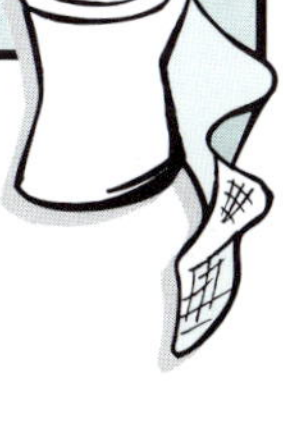

ebnen, so dass es zu Sekundärinfektionen kommen kann, wenn das Immunsystem die Viren nicht schnell genug außer Gefecht setzt.

Behandlungsmöglichkeiten: Was also ist zu tun, wenn einen ein fieberhafter Infekt der oberen Atemwege erwischt hat? Als effektivste Erstmaßnahme gilt: Dem Körper Ruhe gönnen, am besten Bettruhe. Das ermöglicht dem Organismus, sich voll auf die akuten Abwehrreaktionen zu konzentrieren. Das Zimmer sollte angenehm temperiert, jedoch nicht überheizt sein. Ist die Raumluft sehr trocken (z.B. durch Heizen) kann sie etwas angefeuchtet werden, um die entzündeten Schleimhäute nicht zusätzlich zu reizen. Hierzu werden feuchte Tücher oder Wasserbehälter an der Heizung platziert.

Heißer Tee gegen das Frösteln

Nicht zum Essen zwingen

Wer keinen Appetit hat, sollte sich nicht zum Essen zwingen. Es muss jedoch unbedingt ausreichend Flüssigkeit aufgenommen werden, um den Flüssigkeitsverlust durch die erhöhte Körpertemperatur wieder auszugleichen. Am Besten eignen sich Kräutertees und Mineralwasser.

In den ersten Stunden eines fieberhaften Infektes dominiert meist trotz steigender Temperatur das Frösteln, das sich bis zu Schüttelfrost steigern kann. In dieser Phase verlangt der Körper nach Wärme. Durchblutungsfördernde, wärmende Maßnahmen wie das Trinken von heißem Kräutertee oder ein kurzes Heublumen-Vollbad bei einer Temperatur, die etwas über der aktuellen Körpertemperatur liegt, werden jetzt als angenehm empfunden. Sinnvoll ist auch die Zufuhr von Vitamin C zur Unterstützung der Abwehrkräfte. Als homöopathisches Mittel eignet sich in den ersten Stunden, vor allem wenn der Infekt stürmisch begonnen hat, Aconit, der Sturmhut. Das entsprechende homöopathische Arzneimittelbild ist heiß, trocken, ängstlich, blass und unruhig. Anfangs stündlich gegeben, muss Aconit später nur 3-mal täglich, am Besten in einer Potenz zwischen C6 und C12 eingenommen werden.

Aconit bei heftigem Infektbeginn

Von den Antihomotoxischen Mitteln empfiehlt sich für diese Krankheitssituation Aconitum-Homaccord. Neben dem Sturmhut ist in diesem homöopathischen Komplexmittel noch Eukalyptus gegen fieberhafte Infekte der Atemwege enthalten sowie Ipecacuanha, die Brechwurzel, die bei fieberhaften Erkrankungen mit Husten und Brechreiz eingesetzt wird. Die Dosierung beträgt täglich 3-mal 10 bis 15 Tropfen, in den ersten Stunden kann das Arzneimittel auch häufiger eingenommen werden.

Belladonna mildert die Fiebersymptome

Sind die ersten Stunden des Infektes überwunden, hört das Frieren oder der Schüttelfrost auf und dann setzt die zweite Fieberphase ein, in der der Betroffene zu schwitzen beginnt. Jetzt verlangt der Organismus nach Kühle und sollte reichlich kühles Mineral- oder Quellwasser oder kühle Tees bekommen. Auch ist dies der richtige Zeitpunkt für kühle Wickel (siehe „Linderung durch kalte Wickel“, Seite 67), die dem Körper etwas Wärme entziehen und somit symptomlindernd wirken – eine hydrotherapeutische Maßnahme nach Pfarrer Kneipp.

Das homöopathische Mittel dieser zweiten Fieberphase ist Belladonna, die Tollkirsche. Es sollte in einer Potenz zwischen C6 und C12, anfangs stündlich, später 2- bis 3-mal täglich eingenommen werden. Belladonna wirkt milde fiebersenkend und nimmt vor allem die unangenehmen pulsierenden Kopfschmerzen und die eventuell auftretenden Fieberträume. Seine entzündungslindernde Wirkung ist auch hilfreich bei fieberhaften Infekten mit Ohrenschmerzen, Halsschmerzen, Mandelentzündung

Belladonna wirkt milde fiebersenkend

oder Nebenhöhlenaffektionen. Als Antihomotoxisches Mittel gibt es Belladonna-Homaccord, ein Komplexpräparat, in dem neben der Tollkirsche noch Echinacea enthalten ist, der Sonnenhut, der die Abwehrfunktionen unterstützt.

Wenn alle Glieder weh tun – Bryonia

Wenn im Rahmen des Infektes alle Glieder weh tun und ziehende oder brennende Schmerzen auftreten, ist das homöopathische Mittel Bryonia, die Zaunrübe, angezeigt. Auch wenn ein schmerzhafter Husten oder eine Rippenfellreizung besteht, ist Bryonia eine wertvolle Hilfe. Als Antihomotoxisches Mittel gibt es Bryaconeel, in dem neben Bryonia auch Aconit enthalten ist und zusätzlich Phosphor, das bei Neigung zur Verschlimmerung, zum Beispiel einer Lungenentzündung, hilfreich ist. Natürlich gehören Rippenfell- oder Lungenentzündung unbedingt in ärztliche Behandlung, die genannten Mittel sind jedoch als Erstmaßnahme sinnvoll und helfen, schwerwiegendere Krankheitsentwicklungen zu vermeiden.

Zur Linderung der durchaus unangenehmen Symptome eines harmlosen fieberhaften Infektes eignet sich auch das Antihomotoxische Mittel Gripp-Heel. Neben Aconit, Bryonia und Phosphor enthält es noch Lachesis, ein Schlangengift, das sehr wirksam gegen Entzündungen ist, die sich ausbreiten wollen oder die ihre Toxine in andere Gewebe streuen könnten. Weiterhin enthält dieses Antihomotoxische Komplexmittel noch Wasserhanf, Eupatorium, ein Universalmittel bei entzündlichen Affektionen im Bereich der Atemwege. Stündlich gelutscht, kann durch Gripp-Heel ein solcher Infekt abgemildert und schnell überwunden werden.

Ein Einlauf zur Entgiftung

Zur generellen Stimulation der Abwehrkräfte empfiehlt sich eine Woche lang die tägliche Gabe von Vitamin C (2–4 g) und

Echinacea in Form eines Phytotherapeutikums. Eine nicht gerade angenehme, aber durchaus hilfreiche Maßnahme zur schnelleren Überwindung des Infektes ist der Einlauf: Entsprechende Geräte sind in jeder Apotheke erhältlich (ca. 20,00 DM). Der Einlauf erfolgt mit einem Liter eines schwachen, lauwarmen Kamillentees. Die Flüssigkeit wird langsam in den Darm geleitet und dort möglichst 5 bis 10 Minuten belassen, ehe die Darmentleerung zugelassen wird. Mit einer solchen Maßnahme ist eine schnellere Entgiftung über den Darm zu erzielen. Auch bei Menschen, die zur Verstopfung neigen, stellt der Einlauf eine schonende und hilfreiche Maßnahme dar.

8.2 Wenn es im Hals kratzt – Halsschmerzen und Mandelentzündung

Wenn die Atemwege gereizt oder entzündet sind, macht sich dies in Form von Halsschmerzen mit Schluckbeschwerden und heiserer Stimme bemerkbar. Halsschmerzen sind oft die ersten Symptome einer Erkältung beziehungsweise eines Infektes der Atemwege. Sie können aber auch durch Reizung der Schleimhäute auf Grund trockener, überheizter oder staubiger Luft oder durch Chemikalien in der Atemluft entstehen. Sind

Tab. 6: Homöopathische und Antihomotoxische Mittel gegen Mandelentzündung

Indikationen	Homöopathische und Antihomotoxische Mittel
• akute Entzündung der Mandeln mit brennendem Schmerz	• Belladonna (Tollkirsche), C6
• stechender Schmerz im Bereich der Mandeln; starke, wasserkissenartige Schwellung	• Apis (Bienengift), C3–C6
• Lokalisation der Mandelentzündung vorwiegend links	• Lachesis (Schlangengift), C12
• Lokalisation der Mandelentzündung vorwiegend rechts	• Lycopodium (Bärlapp), C4–C6
• Hals- und Mandelentzündung in allen Formen und Stadien	• Angin-Heel (homöopathisches Antihomotoxikum), in akuten Fällen stündlich

solche äußeren Reize die Ursache, so sollte versucht werden, jene zu meiden. Wenn sich dagegen eine Erkältung mit diesen Symptomen „ankündigt“, dann sind die gleichen therapeutischen Maßnahmen zu empfehlen wie unter Kapitel 8.1 beschrieben.

Mandel-Schau mit Hilfe eines Spiegels

Bei Infekten der Atemwege kann es auch vorkommen, dass sich die Entzündung auf die Mandeln (Tonsillen) ausdehnt. Die Mandeln sind dann geschwollen und gerötet. Das ist teilweise zu sehen, wenn vor einem Spiegel der Mund weit geöffnet und die Zunge nach unten gedrückt wird. Die rundlichen Wölbungen auf beiden Seiten der Hinterwand sind die Gaumenmandeln. Bei einer Mandelentzündung (Tonsillitis, Angina) können homöopathische und Antihomotoxische Mittel gute Hilfe leisten (siehe Tab. 6). Treten jedoch eitrige, weiße bis gelbe Stippchen oder Beläge auf, so muss der Arzt konsultiert werden, denn dann liegt eine bakterielle, eitrige Mandelentzündung vor. Mit diesen bakteriellen Infektionserregern, den Streptokokken, ist nicht zu spaßen; sie lösen zum Beispiel auch den Scharlach aus.

Kombination von antibiotischer und homöopathischer Therapie

Behandlungsmöglichkeiten: Neben einer antibiotischen Behandlung, die der Arzt bei einer eitrigen Mandelentzündung sicher veranlassen wird, bietet sich begleitend die Einnahme des homöopathischen Mittels Hepar sulfuris (Kalkschwefelleber) an, das gegen Eiterungen wirksam ist – in einer Potenz zwischen C6 und C12. Bei eitriger Mandelentzündung wie auch bei vielen anderen Erkrankungen stellt die Kombination von antibiotischer und homöopathischer Therapie ein durchaus sinnvolles Behandlungskonzept dar. Das Antibiotikum richtet sich gegen die Infektionserreger, die naturheilkundliche Medizin unterstützt die Selbstheilungsmechanismen des Organismus und mildert die unangenehmen Symptome. Nach der antibiotischen Behandlung muss darauf geachtet werden, dass die Darmflora wieder stabilisiert wird, da sie in der Regel durch diese Therapie geschwächt wird. Mit Präparaten wie zum Beispiel Symbioflor, Mutaflor und Hylak forte lässt sich die Darmflora wieder ins physiologische Gleichgewicht bringen.

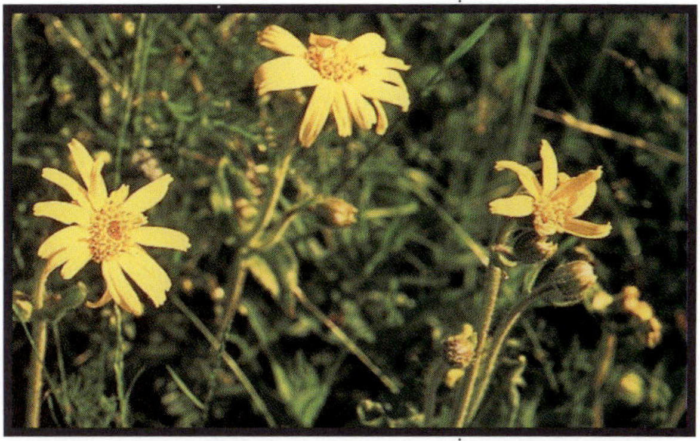

Abb. 18: Arnika wirkt Entzündungen der Schleimhäute entgegen

Bei Hals- und Mandelentzündungen hat sich auch ein Antihomotoxisches Mittel bewährt, das für alle Formen und Stadien dieser Erkrankung geeignet ist: Angin-Heel. In diesem Mittel sind entzündungsrelevante Homöopathika wie Belladonna, Apis und Hepar sulfuris enthalten wie auch Phytolacca, die Kermesbeere, die Toxinstreuungen – zum Beispiel in die Gelenke oder den Herzmuskel – verhindern soll, und des Weiteren Mercurius cyanatus, ein Quecksilbersalz, das bei tiefgreifenden Entzündungen der Schleimhäute eine heilende Wirkung hat. Darüber hinaus beinhaltet Angin-Heel noch Arnika, den Bergwohlverleih, eine Heilpflanze, die bei leicht blutenden Verletzungen der Schleimhaut gute Dienste leistet, und das Bittersüß, Dulcamara, das bei Folgen von Unterkühlung schnell hilft.

Wer schon einmal eine Mandelentzündung hatte, weiß wie wenig Lust zum Essen besteht, da das Schlucken ziemlich schmerzhaft ist. Es schadet nicht, wenn nicht gegessen wird, aber es muss viel getrunken werden, am besten Tee und Mineral- oder Quellwasser. Auch vitaminreiche Säfte sind wertvoll, allerdings ist von säurehaltigen Fruchtsäften abzuraten, da sie die Schleimhäute zusätzlich reizen. Milch hingegen ist ausgesprochen ungünstig, da sie verschleimt. Wenn kein Stuhlgang erfolgt, sollte am zweiten Tag ein Einlauf gemacht werden, um die Entgiftung zu fördern.

8.3 Ohrenschmerzen – Lüftungsprobleme im Mittelohr

Ohrenschmerzen – sehr unangenehm – können viele Ursachen haben, zum Beispiel Feuchtigkeit im Ohr (nach Baden oder Tauchen), unsachgemäße Reinigung des äußeren Gehörgangs oder Erkältungskrankheiten. Auch wenn sie meist harmlos sind, sollte die Selbstmedikation nur kurzfristig erfolgen. Stellt sich nicht zügig eine Besserung ein, so ist der Arzt aufzusuchen, um eine Ausbreitung der Entzündung zu verhindern.

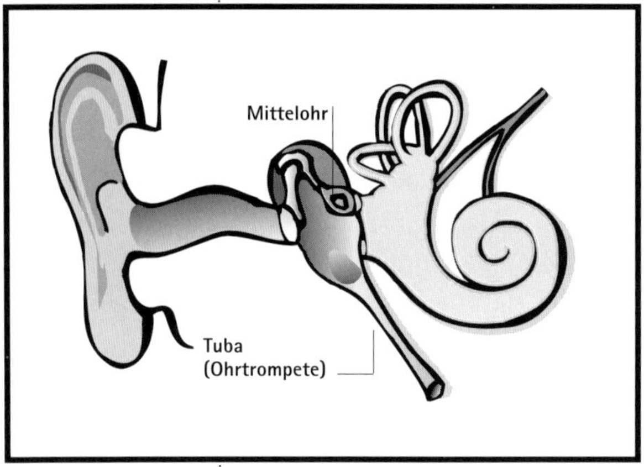

Abb. 19: Die Tuba verbindet das Mittelohr mit dem oberen Rachen

Oftmals treten Ohrenschmerzen im Zusammenhang mit Erkältungskrankheiten auf und sind Ausdruck einer Mittelohrreizung. Denn wenn die Schleimhäute der Nasennebenhöhlen auf Grund entzündlicher Prozesse anschwellen, verengen sie im oberen Rachenraum den Eingang der Tuben, die Verbindung des oberen Rachens mit dem Mittelohr. Dadurch entstehen Lüftungsprobleme im Mittelohr, und die Entzündung setzt sich durch die Tuben bis ins Mittelohr fort. Deshalb ist es so wichtig, bei Erkältungen auf keinen Fall das Nasensekret hochzuziehen, sondern den infektiösen, oft eitrigen Schleim auszuschnäuzen.

Behandlungsmöglichkeiten: Bei einer Mittelohrreizung oder leichter, nicht eitriger Entzündung können die in Tabelle 7 genannten homöopathischen und Antihomotoxischen Mittel Abhilfe schaffen. Auch heiße Zwiebelsäckchen, auf das schmerzende Ohr aufgelegt, sind ein bewährtes Hausmittel. Eine halbe Zwiebel wird in grobe Stücke geschnitten und in heißem Wasser aufgebrüht. Anschließend die heißen Zwiebelstückchen abtropfen lassen, dann in ein Leinensäckchen füllen oder in ein Leinentuch einschlagen. Dieses dann, so warm wie möglich, auf das Ohr oder auf die Wange legen. Dort sollte es 20 Minuten verbleiben. Die Behandlung kann alle zwei bis vier Stunden wiederholt werden.

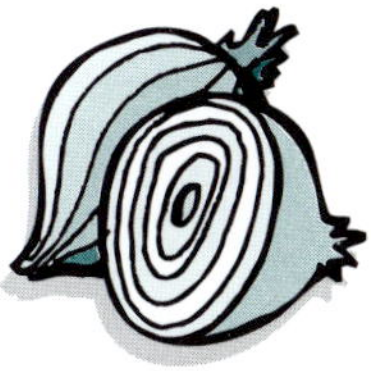

Abb. 20:
Bewährtes Hausmittel: heiße Zwiebeln auf das schmerzende Ohr

Helfen diese Maßnahmen nicht rasch oder besteht Fieber, das weiter ansteigt, so muss unbedingt ärztlicher Rat eingeholt werden, damit eine Mittelohrentzündung ausgeschlossen werden kann oder aber, wenn sie vorliegt, entsprechend antibiotisch behandelt werden kann.

Indikation	Homöopathische Mittel
• pulsierende Ohrenschmerzen mit gerötetem Gesicht und/oder Fieber	• Belladonna (Tollkirsche), C6
• stechende Ohrenschmerzen	• Apis (Bienengift), C4–C6
• Ohrenschmerzen, die nicht plötzlich, sondern langsam entstehen (insbesondere bei empfindsamen, weinerlichen Kindern)	• Pulsatilla (Kuhschelle), C6–C12
• heftige Ohrenschmerzen (insbesondere bei unruhigen Kindern)	• Chamomilla (Kamille), C6–C12 (als Erstmaßnahme)

Tab. 7:
Homöopathische Mittel gegen Ohrenschmerzen

8.4 Sinusitis – Entzündung im Höhlensystem der Nase

Die Nasennebenhöhlen sind mit Schleimhaut ausgekleidete Hohlräume, die sich hinter den Gesichtsknochen befinden, und zwar neben, hinter und über der Nase. Auch die Stirnhöhle zählt dazu. Die Nebenhöhlen sind mit den Nasenhöhlen verbunden. Ein infektiöser Prozess im Nasenbereich kann sich also durchaus auf die Nebenhöhlen verlagern. Eine Nebenhöhlenentzündung (Sinusitis) entsteht meist aus einem Schnupfen,

Indikationen	Homöopathische und Antihomotoxische Mittel
• zur Sekretlösung und Entstauung	• Luffa operculata (Luffaschwamm), C4–C6, mehrfach täglich
• Nasennebenhöhlenentzündung mit begleitenden Kopfschmerzen	• Cinnabaris (Zinnober), C2–C4
• Förderung der Ausscheidung (Schnupfen), entzündungslindernd	• Sambucus nigra (Holunder) als Homöopathikum (C3) oder Phytotherapeutikum
• zur Entzündungs- und Schmerzlinderung, Förderung der Schleimhautabschwellung, bei Begleitkopfschmerzen	• Traumeel (homöopathisches Antihomotoxikum), stündliche Einnahme
• akuter oder chronischer Nebenhöhlenkatarrh mit Begleitschnupfen	• Naso-Heel (homöopathisches Antihomotoxikum)
• chronische Nasennebenhöhlenentzündung	• Kalium bichromicum, D4, über einen längeren Zeitraum
• chronische und/oder allergisch bedingte Nebenhöhlenentzündungen, zur Schleimhautregeneration und als Immunstimulanz	• Euphorbium compositum (homöopathisches Antihomotoxikum; Nasenspray sowie Tropfen zur innerlichen Einnahme)

Tab. 8: Homöopathische und Antihomotoxische Mittel gegen Nasennebenhöhlenentzündung

wenn Bakterien oder Viren in die Nebenhöhlen gelangen. Aus dem Fließstadium heraus gerät der Schnupfen plötzlich ins Stocken, die Schleimhäute der Verbindungsgänge zwischen Nasenhöhlen und Nebenhöhlen schwellen an, und das in den Nebenhöhlen entstehende Sekret kann nicht mehr abfließen. Es kommt zu Druckgefühl, zu Stirn- und Gesichtskopfschmerzen. Oft heilt die Entzündung nach einigen Tagen von alleine wieder ab.

Der Heilungsprozess kann jedoch mit homöopathischen und Antihomotoxischen Mitteln unterstützt werden (siehe Tab. 8). Auch die Beschwerden können dadurch erleichtert werden. Nebenhöhlenentzündungen neigen dazu, chronisch zu werden und gehen häufig auch mit allergischen Reaktionen aus dem Formenkreis der Pollenallergien einher. In solchen Fällen sollte der Arzt konsultiert werden.

Behandlungsmöglichkeiten: Homöopathisch bewährt hat sich die Einnahme von Kalium bichromicum über einen längeren Zeitraum und am Besten in einer D4-Potenz. Bei chronischen

Nebenhöhlenaffektionen, auch in Verbindung mit Allergien, ist das homöopathische Antihomotoxikum Euphorbium compositum hilfreich (als Nasenspray und auch zur innerlichen Einnahme). Neben den indikationsbezogenen homöopathischen Arzneien enthält dieses Komplexmittel noch Schleimhautregenerationshilfen und Immunstimulanzien.

Das Inhalieren von warmen Dämpfen (z.B. Kamillendampfbad) durch die Nase hilft ebenfalls bei akuten und chronischen Nebenhöhlenentzündungen. Ein weiteres wirkungsvolles Hausmittel, vor allem bei der chronischen Form, ist eine Nasenspülung mit Salzwasser.

Nasenspülung mit Salzwasser

Sie unterstützt die Reinigungsmechanismen des Nasen-/Rachenraumes und fördert dadurch den Heilungsprozess bei Nasennebenhöhlenentzündung: eine Nasenspülung mit Salzwasser. Mit einer Messerspitze Kochsalz und einem achtel Liter lauwarmen Wasser eine Salzlösung herstellen und diese in eine Schale oder Tasse füllen. Die Nase hineintauchen und das Wasser kräftig durch die Nase in den Rachenraum hochziehen. Aus dem Rachenraum kann das Salzwasser dann ausgespuckt werden. Bei einer Sitzung sollte das Wasser mindesten 1- bis 2-mal durch die Nase hochgezogen werden. Eine mildere Form dieser Anwendung sind gebrauchsfertige Meerwassersprays mit isotonischer Meerwasserlösung zum Einsprühen in die Nase.

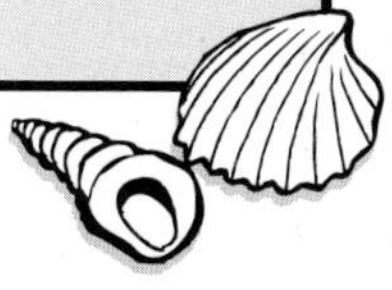

8.5 Raus mit dem Schleim – Bronchitis und Husten

Eine Entzündung der Nebenhöhle, die nicht zügig ausheilt, kann in eine Bronchitis übergehen. Der infizierte Schleim läuft aus den Nebenhöhlen über den Rachen ab, und so können die entzündlichen Reaktionen auf die Luftröhre und die Bronchien übergreifen. Eine Bronchitis kann jedoch auch andere Ursachen haben. Wenn zum Beispiel schädigende Reize wie Tabakrauch oder Luftschadstoffe dauerhaft die Flimmerhärchen in den Bronchien schädigen, so wird die gereizte Bronchialschleimhaut immer anfälliger für Infektionen.

Indikationen	Homöopathische und Antihomotoxische Mittel
• trockener Husten	• Aconitum (Eisenhut), C4–C6
• Reizhusten, der insbesondere vor Mitternacht schlimmer ist	• Belladonna (Tollkirsche), C4–C6
• Reizhusten, der insbesondere durch Kältereiz (z.B. Einatmen von kalter Luft) ausgelöst wird	• Rumex (Ampfer), C4–C6
• trockener, schmerzhafter Husten, der im Freien besser wird	• Bryonia (Zaunrübe), C4–C6
• nächtlicher Reizhusten	• Hyoscyamus (Bilsenkraut), C4–C6
• krampfartiger, schwächender Husten	• Husteel (homöopathisches Antihomotoxikum), 3- bis 5- mal täglich 10 Tropfen
• Erkältungshusten, vor allem bei Entzündung der Luftröhre und der Bronchien	• Tartephedreel (homöopathisches Antihomotoxikum), 3- bis 5- mal täglich 10 Tropfen

Tab. 9: Homöopathische und Antihomotoxische Mittel gegen Bronchitis

Behandlungsmöglichkeiten: Das hervorstechendste Symptom der Bronchitis ist der Husten. Er ist – so lästig er auch sein mag – ein Regulationsmechanismus, den der Organismus benutzt, um den Schleim, der in den Bronchien durch die Schleimhautentzündung verstärkt anfällt, möglichst rasch aus dem Atemwegssystem hinaus zu befördern. Deshalb ist es sinnvoll, ihn dabei zu unterstützen, indem unter anderem homöopathische und Antihomotoxische Hilfsmittel eingesetzt werden (siehe Tab. 9).

Ein guter phytotherapeutischer Schleimlöser ist Hedera helix, das Efeu. Und als altbewährtes Hausmittel eignen sich auch hier Dampfinhalationen. Zur Herstellung eines solchen Dampfbades werden möglichst frische Kamillenblüten in einem halben Liter Wasser kurz aufgekocht, so dass ein kräftiger Sud entsteht.

Diesen Sud dann in eine Schüssel füllen. Mit einem Handtuch über dem Kopf das Gesicht so dicht wie möglich über die Schüssel halten und den heißen Kamillendampf über die Nase und den geöffneten Mund möglichst 15 Minuten lang einatmen. Das

Kamillendampfbad kann 2-mal täglich wiederholt werden. Bei Bronchitis kann darüber hinaus die abwehrstimulierende und ausleitende Wirkung des Kurzwickels (siehe Kapitel 8.1) genutzt werden.

8.6 Wenn der Magen rebelliert – die Magenverstimmung

Auslöser einer Magenverstimmung sind oft Ernährungsfehler, verdorbene Speisen oder starker Stress, der krankheitserregenden Mikroorganismen, zum Beispiel Viren, den Weg ebnet.

Die Symptome einer Magenverstimmung reichen von Übelkeit über Aufstoßen bis hin zu krampfartigen Schmerzen. Oftmals liegt eine Übersäuerung vor, die sich in einem brennenden Gefühl hinter dem Brustbein äußert oder als Sodbrennen bemerkbar macht. Die Menschen, die verstärkt zu dieser Gesundheitsstörung neigen, sind meist sensibel veranlagt oder stehen unter Dauerstress.

Tab. 10: Homöopathische und Antihomotoxische Mittel gegen Magenverstimmung

Indikationen	Homöopathische und Antihomotoxische Mittel
• Magenverstimmung mit vermehrtem Aufstoßen und schmerzhaften Blähungen	• Carbo vegetabilis (Holzkohle), C2–C4, mehrfach täglich einnehmen
• Magenverstimmungen, die durch zu viel Alkohol, zu viel Kaffee oder zu üppiges Essen ausgelöst wurden	• Nux vomica (Brechnuss), C6–C12, 2- bis 3-mal täglich, oder C30, 2-mal wöchentlich • Nux vomica-Homaccord (homöopathisches Antihomotoxikum)
• Reizmagen durch Stress, Nervosität, Ängstlichkeit	• Argentum nitricum (Silbersalz), C12, 1- bis 2-mal täglich
• psychosomatischer Reizmagen	• Gastricumeel (homöopathisches Antihomotoxikum)
• Magenschmerzen, Übelkeit, Erbrechen	• Hyoscyamus (Bilsenkraut), C4–C6, 1- bis 2-mal täglich
• Sensibilität oder Schüchternheit bei jungen Frauen und Mädchen, was u.a. dazu führt, dass ihnen psychische Belastungen auf den Magen schlagen	• Pulsatilla (Kuhschelle), C12, täglich 1- bis 2-mal, oder C30, 2-mal wöchentlich

Behandlungsmöglichkeiten: Aufgrund der verschiedenen möglichen Ursachen, wird bei der Anwendung von Homöopathika sehr individuell therapiert. Bewährte Mittel sind in Tabelle 10 aufgeführt. Bei Magenverstimmung sollte möglichst nichts gegessen, jedoch viel getrunken werden. Am Besten sind Melissentee, Pfefferminztee, dünner Schwarztee oder grüner Tee. Kaltes Wasser, Obstsäfte und Kaffee sind zu meiden, weil sie die Magenschleimhaut zusätzlich reizen würden. Günstig ist, Heilerde einzunehmen, da sie etwaige Giftstoffe bindet. Dazu wird morgens und abends je ein Teelöffel Heilerde in lauwarmem Wasser eingerührt und eingenommen.

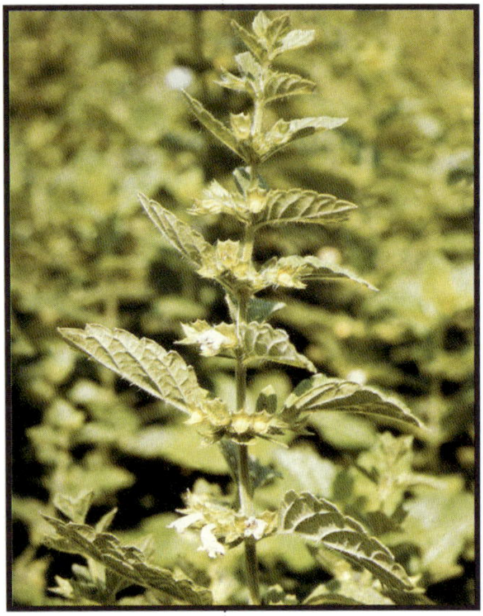

Abb. 21: Tee aus Melissenblättern beruhigt den gereizten Magen

Äußerlich können feuchtwarme Umschläge oder warme Heublumensäckchen auf den Magenbereich gebracht werden, das wirkt entspannend und krampflösend.

8.7 Ex und hopp – der Brechdurchfall

Der Brechdurchfall ist eine Erkrankung, die meistens viral bedingt ist. Aber auch bakterielle Erreger wie Salmonellen oder Shigellen können Verursacher sein. Wenn der Durchfall nach Auslandsreisen oder exotischen Speisen aufgetreten ist, sollte umgehend ärztlicher Rat eingeholt werden und eine entsprechende Untersuchung des Stuhls erfolgen – um eine andere Erkrankung auszuschließen beziehungsweise frühzeitig angemessen therapieren zu können. Brechdurchfall kann aber auch eine

Folge von Ernährungsfehlern sein. Vor allem das Trinken von eisgekühlten Getränken in heißem Klima ist oftmals ein Reiz, der vom Organismus nicht verkraftet wird. Generell gilt als Durchfall, wenn mehr als 3-mal pro Tag wässrig-flüssiger Stuhlgang besteht.

Beim Brechdurchfall ist die Symptomatik meist kurzdauernd, aber sehr heftig. Durch den Flüssigkeits- und Salzverlust unter dem wiederholten Erbrechen und den wässrigen Durchfällen, treten körperliche Schwäche und Kreislaufstörungen auf. Blässe, kalter Schweiß und starke Übelkeit, aber auch schmerzhafte Darmkoliken sind typische Symptome eines solchen Magen-Darm-Infektes.

Indikationen	Homöopathische und Antihomotoxische Mittel
• Erbrechen	• Nux vomica (Brechnuss), C4–C12, mehrfach täglich
• Übelkeit und Erbrechen mit starkem Speichelfluss	• Ipecacuanha (Brechwurzel), C4–C6
• Durchfall mit typischen Begleitsymptomen wie Schwäche, Blässe, Schweißausbrüchen usw.	• Veratrum album (Weißer Germer), C3–C6 in häufigen Gaben • Arsenicum album (Weißes Arsenik) C4–C12,
• stechende Schmerzen, Reizung des Bauchfells	• Bryonia (Zaunrübe), C4–C6
• Durchfallerkrankungen aller Art	• Diarrheel (homöopathisches Antihomotoxikum), stündlich eine Tablette
• Brechdurchfall mit schmerzhaften Verkrampfungen und ausgeprägter Kreislaufschwäche	• Veratrum-Homaccord (homöopathisches Antihomotoxikum)

Tab. 11: Homöopathische und Antihomotoxische Mittel gegen Brechdurchfall

Behandlungsmöglichkeiten: Generell sind Durchfallerkrankungen intensivierte Ausscheidungsvorgänge, die der Organismus benutzt, um sich einer toxischen Belastung möglichst rasch und ohne größeren Schaden zu entledigen. Deshalb sollte ein Durchfall auch nicht sofort mit therapeutischen Mitteln unterdrückt werden. Wichtig ist jedoch, dass der Verlust an Flüssigkeit und Mineralien (Elektrolyten) ausreichend ersetzt wird. Salzhaltiges, nicht zu kaltes Wasser, Tee und Salzgebäck sind günstig; zusätzlich kann einige Tage lang 2- bis 3-mal täglich ein Teelöffel Heilerde eingenommen werden. In der Apotheke sind auch gebrauchsfertige Elektrolytgetränke für Durchfallerkrankungen erhältlich.

Die Mahlzeiten sollten magenschonend sein. Im akuten Stadium sind rohe, geschälte und geriebene Äpfel gut geeignet, um die Normalisierung des Geschehens zu fördern. Sobald der Appetit wiederkehrt, ist Reisschleim oder Haferschleim sehr vorteilhaft, um den geschwächten Körper aufzupäppeln, Magen- und Darm dabei aber noch zu schonen.

Abb. 22:
Baden macht Spaß – doch danach schnell trockene Kleidung anziehen, um Unterkühlung zu vermeiden

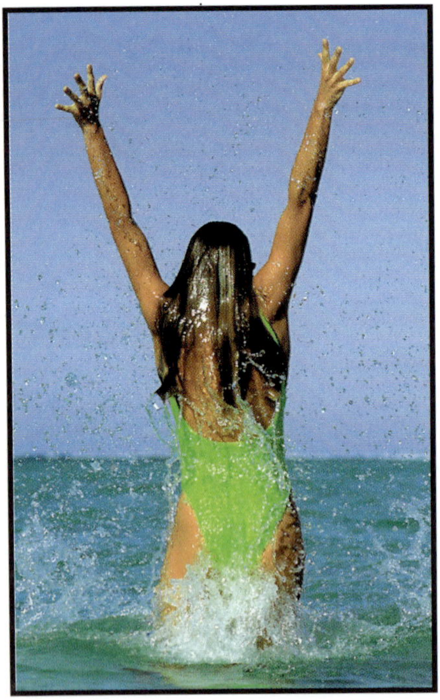

Mit homöopathischen und Antihomotoxischen Mitteln lässt sich das Geschehen ebenfalls sehr positiv beeinflussen (siehe Tab. 11). Bessert sich der Durchfall nicht nach einigen Tagen oder nimmt er drastische Formen an, so ist auf jeden Fall der Arzt zu konsultieren, da bei fortschreitendem Flüssigkeits- und Mineralienverlust Kreislauf und Nieren zunehmend belastet werden.

8.8 Blasenentzündung – die Erreger schnell hinausschwemmen

Eine Blasenentzündung wird durch krankheitserregende Mikroorganismen verursacht, meist handelt es sich dabei um Bakterien. Es kommt zu ständigem Harndrang, wobei jedoch nur kleine Mengen Harn entleert werden können. Das Urinieren kann sehr schmerzhaft sein, der Harn kann auch Blut enthalten.

Blasenentzündungen sind sehr unangenehm, aber in der Regel nicht gefährlich. Sie bergen jedoch das Risiko, dass die Krankheitskeime und somit der Infekt aufsteigen und eine schwerwiegende Nierenbeckenentzündung auslösen können. Deshalb sollte eine Blasenentzündung sofort auskuriert werden, meist müssen hierbei Antibiotika eingesetzt werden. Es sollte daher der Arzt aufgesucht werden.

Blaseninfekte neigen zu Wiederholungen, und wenn sehr häufig Antibiotika eingesetzt werden, kann sich daraus eine chronische Harnwegsinfektion mit hoher Anfälligkeit entwickeln. Dann reicht oft schon eine leichte Unterkühlung oder Durchnässung oder Stress aus, um eine erneute Infektion auszulösen.

Behandlungsmöglichkeiten: Begleitend zur ärztlichen Therapie oder als Erstmaßnahme können homöopathische Mittel eingesetzt werden (siehe Tab. 12). Darüber hinaus sollte reichlich Flüssigkeit getrunken werden, am Besten in Form von warmem Kräutertee, um die Erreger regelrecht „auszuschwemmen“. Als Teekräuter eignen sich Zinnkraut, Goldrute und Ehrenpreis sowie Bärentraubenblätter. Wenn der Blaseninfekt mit Antibiotika behandelt wurde, ist

Indikationen	Homöopathische und Antihomotoxische Mittel
• Brennen beim Wasserlassen	• Cantharis (Spanische Fliege), C3–C6, in häufigen Gaben verabreicht
• bei Unterkühlung oder Durchnässung als Ursache (nasser Badeanzug; nasse, kalte Füße)	• Dulcamara (Bittersüß), C3–C6, in häufigen Gaben
• bei hochgradiger Empfindlichkeit der Blase gegenüber Kältereizen	• Dulcamara, konstitutionell eingesetzt, 1-mal wöchentlich in einer C30-Potenz
• generell bei Harnwegsinfekten und Blasenentzündung	• Berberis-Homaccord (homöopathisches Antihomotoxikum)
• bei vorwiegend krampfartigen Schmerzen	• Spascupreel (homöopathisches Antihomotoxikum, mehrfach täglich einnehmen, in akuten Fällen anfangs alle 20 Minuten)
• chronische Blasenentzündung	• Echinacea (Sonnenhut) • Solidago (Goldrute)

Tab. 12: Homöopathische und Antihomotoxische Mittel gegen Blasenentzündung

darauf zu achten, die Darmflora zu stärken, zum Beispiel mit Präparaten wie Symbioflor, Mutaflor oder Hylak forte.

Nosodentherapie mit Eigenurin

In hartnäckigen, chronisch-entzündlichen Fällen hat sich auch die Eigenurintherapie bewährt. Hierzu erstellt der Arzt aus einem Tropfen Urin des Patienten ein homöopathisches Mittel, das dann im Sinne einer Auto-Uro-Nosodentherapie angewandt wird. Besonders wirkungsvoll ist diese Behandlung im Zusammenhang mit einer Darmflora stärkenden Behandlung.

9 Klassische Kinderkrankheiten – Therapie mit Allopathie und Homöopathie

Jeder Lebensabschnitt eines Menschen birgt spezielle Aufgaben im Hinblick auf seine Entwicklung und Reifung. Ein wichtiger Lebensabschnitt für ein Kind ist unter anderem die Phase der klassischen Kinderkrankheiten. Denn in dieser Phase optimiert nicht nur das Immunsystem seine Leistungsfähigkeit – durch die Auseinandersetzung mit den entsprechenden Infekten –, sondern auch psychische Eigenschaften wie Geduld, Disziplin, Ausdauer und Standhaftigkeit werden durch das Krankheitsgeschehen trainiert.

Kinderkrankheiten – ein Intensivtraining für das Immunsystem

Insofern wird heute den Kinderkrankheiten bei ansonsten gesunden Kindern durchaus eine Bedeutung als „natürliche Auseinandersetzungsübungen" zugeschrieben. Dies natürlich nur vor dem Hintergrund, dass aufgrund der modernen medizinischen Versorgung die Kinderkrankheiten bei diesen Kindern kaum mehr eine ernsthafte Bedrohung darstellen. Durch die Impfprogramme für Säuglinge und Kleinkinder treten die Vollbilder der klassischen Kinderkrankheiten heute nur noch selten auf. Meistens verlaufen die Krankheiten in abgeschwächter Form. Dennoch ist oftmals eine Therapie mit allopathischen Mitteln, zum Beispiel Antibiotika, angezeigt, um den Krankheitsverlauf zu mildern, Komplikationen zu verhindern und die Ansteckungsgefahr für andere zu minimieren. Begleitend hat sich der Einsatz naturheilkundlicher, homöopathischer und Antihomotoxischer Mittel bewährt. Sie verbessern die Verträglichkeit allopathischer Mittel, unterstützen den Organismus in

Die Vollbilder der Krankheiten treten nur selten auf

seinen Abwehrfunktionen und tragen zur Symptomlinderung bei. Kinderkrankheiten gehören zur Sicherung der Diagnostik, zur therapeutischen Überwachung und aufgrund ihres Ansteckungspotenzials in die Hände des Arztes. (Wegen der Ansteckungsgefahr für andere Patienten sollte der Arzt vorab telefonisch auf den Verdacht einer Kinderkrankheit aufmerksam gemacht werden.) Die in diesem Kapitel vorgestellten Behandlungsvorschläge sind als hilfreiche Begleitmaßnahmen zu verstehen und mit dem Arzt abzustimmen.

Krankheit	Inkubationszeit
• Drei-Tage-Fieber	3-7 Tage
• Masern	9–14 Tage
• Röteln	18 Tage
• Scharlach	2–8 Tage
• Windpocken	14–21 Tage
• Mumps	18–21 Tage
• Keuchhusten	7–14 Tage

Tab. 13: Inkubationszeiten verschiedener Kinderkrankheiten

Ein heftiger Krankheitsverlauf oder das Auftreten mehrerer Infekte hintereinander kann dazu führen, dass sich das Kind nur mühsam erholt und für längere Zeit infektanfällig bleibt. In solchen Fällen bewähren sich immunstärkende Therapien wie zum Beispiel die Eigenbluttherapie (potenziertes Eigenblut zur innerlichen Einnahme, im Sinne einer Nosodentherapie), die vom Arzt oder Heilpraktiker durchgeführt wird.

Aufgrund der bekannten Inkubationszeiten von Kinderkrankheiten (Tab. 13) können die Kinder, die sich eventuell angesteckt haben, bei denen die Krankheit aber noch nicht ausgebrochen ist, vorbeugend behandelt werden. Dazu eignet sich zum Beispiel eine abwehrfördernde Behandlung mit Echinacea – in Form eines homöopathischen Mittels oder als Phytotherapeutikum. Auch sollte darauf geachtet werden, dass sich die Kinder körperlich während dieser Zeit nicht zu sehr anstrengen; sie sollten zum Beispiel möglichst nicht ins Schwimmbad gehen und nicht zu wild herumtoben.

9.1 Das Drei-Tage-Fieber – kalte Wickel und Belladonna

Das Drei-Tage-Fieber tritt in den ersten beiden Lebensjahren auf. Drei Tage lang fiebern die Kinder sehr hoch (39 °C bis 40 °C) und sind in der Regel übellaunig. Danach geht das Fieber rasch herunter, und es tritt ein flüchtiger Hautausschlag auf, der sich in kleinen, roten, dicht liegenden Fleckchen zeigt. Er verschwindet meist wieder innerhalb weniger Tage. Als Ursache des Drei-Tage-Fiebers wird ein Virus vermutet. Die Erkrankung steckt jedoch kaum an.

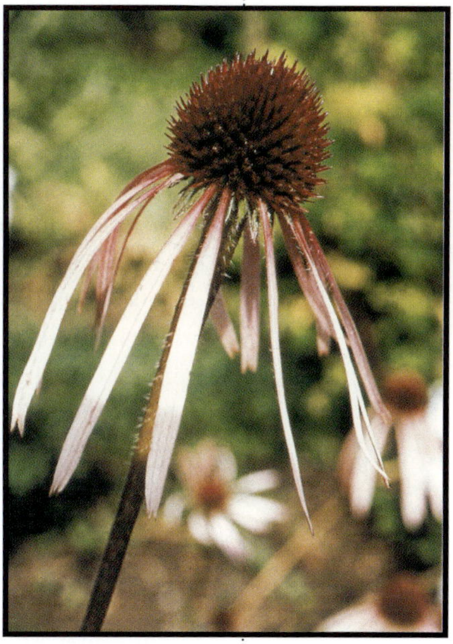

Abb. 23: Der Sonnenhut (Echinacea) kann die Abwehrkräfte stärken.

Behandlungsmöglichkeiten: Eine spezifische Behandlung ist kaum nötig. Allgemeine Maßnahmen sollten lediglich das Fieber im Visier haben. Belladonna als homöopathisches Mittel bei fieberhaften Erkrankungen, mehrfach in Gaben zwischen C6 und C12 verabreicht, ist hier sehr hilfreich. Bei ausgesprochener Übellaunigkeit bewährt sich auch eine Gabe von Chamomilla C30. Das homöopathische Antihomotoxikum Belladonna-Homaccord ist wegen seines Zusatzes von Echinacea ebenfalls gut geeignet.

Ein weiteres bewährtes Fiebermittel ist auch Viburcol, das als Zäpfchen besonders bei Säuglingen und Kleinkindern eingesetzt werden kann. In diesem homöopathischen Kombinationspräparat ist neben Belladonna und einigen anderen homöopathischen Infektmitteln Chamomilla enthalten, das eine beruhigende und ausgleichende Wirkung hat.

Ansonsten sind alle schon erwähnten allgemeinen Maßnahmen und Hausmittel geeignet, die man bei Fieberzuständen einsetzen kann. Dabei sind auch die kalten Kneipp-Wickel hilfreich.

9.2 Masern – ein starker Hautausschlag signalisiert gute Abwehrkräfte

Es beginnt wie eine Grippe ...

Masern beginnen mit grippalen Erscheinungen wie hohes Fieber bis 40 °C, Schnupfen, Bindehautentzündung mit Lichtscheu und Husten. Die Kinder machen einen schwerkranken Eindruck. Im Mund kann man kalkspritzerartige, samtartige verdickte Flecken feststellen (Koplik-Flecken). Der Hautausschlag kommt zuletzt und beginnt hinter den Ohren oder am Hals, breitet sich auf Kopf und Gesicht aus, und anschließend wandert er am Körper langsam nach unten. Die roten Flecken fließen ineinander. Meist juckt es nicht. Nach einigen Tagen wird der Ausschlag dunkler und bildet sich wieder zurück. Masern sind eine Virusinfektion. Wenn der Hautausschlag stark ausgeprägt ist, kann davon ausgegangen werden, dass der Organismus in einer guten Abwehrlage ist und die Ausleitung der Erreger über die Haut gut verläuft. Bei schlechter Abwehrlage jedoch können bakterielle Infektionen hinzukommen. Daher ist auch hier die Diagnose durch den Arzt unerlässlich.

Behandlungsmöglichkeiten: Als homöopathische Begleitmaßnahme ist immer an Belladonna zu denken, und wenn der erste hohe Fieberschub vorbei ist, an Echinacea. Dieses Mittel sollte mindestens vier Wochen lang gegeben werden, da nach einer durchgestandenen Maserninfektion immer eine Abwehrschwäche besteht, die häufig Zweitkrankheiten nach sich zieht.

Ansteckung anderer Kinder vermeiden

Unter den Antihomotoxischen Heilmitteln eignen sich im akuten Stadium neben Belladonna-Homaccord und Viburcol vor allem Engystol; es enthält unter anderem Vincetoxicum (Schwalbenwurz), das bei Virusinfektionen wertvolle Abwehrhilfe leistet. Drei bis fünf Tabletten pro Tag im akuten Stadium und eine Tablette täglich während der folgenden vier Wochen sind empfehlenswert. Masern haben ein hohes Ansteckungspotenzial. Etwa vier Tage vor Beginn des Ausschlags bis etwa vier Tage danach können andere Menschen angesteckt werden. Um eine Ansteckung anderer Kinder zu verhindern, sollte das erkrankte Kind sicherheitshalber erst eine Woche nach Beginn des Ausschlags wieder mit anderen Kindern direkten Kontakt haben.

9.3 Röteln – den Lymphfluss auf Trab bringen

Auch Erwachsene können an Röteln erkranken

Röteln werden ebenfalls durch Viren hervorgerufen. Diese Krankheit verläuft in der Regel leicht. Die Kinder haben kaum Fieber oder andere typische Krankheitszeichen. Auch Erwachsene können von den Röteln-Viren befallen werden. Bei schwangeren Frauen kann das Schäden des Kindes nach sich ziehen, weshalb sie sich von Rötelnpatienten unbedingt fernhalten müssen. Röteln sind schon sieben Tage vor Beginn des Ausschlags und fünf Tage danach ansteckend.

Nach einem katarrhalischen Beginn fallen verdickte und schmerzhafte Lymphknoten am Hals und vor allem am Nacken auf. Der Hautausschlag, der etwa 18 Tage nach der Ansteckung

Die Entgiftungsprozesse sollten aktiviert werden

auftritt, besteht aus linsengroßen roten Flecken, die im Gesicht und hinter den Ohren zuerst erscheinen, um sich dann am Körperstamm, den Armen und zuletzt an den Beinen auszubreiten. Nach drei bis vier Tagen ist alles wieder vorbei. Nur die Lymphknoten bleiben manches Mal noch mehrere Wochen vergrößert.

Behandlungsmöglichkeiten: Eine spezifische Therapie ist kaum erforderlich. Um die körpereigene Abwehr ganz allgemein zu stärken, eignen sich besonders Echinacea und das homöopathische Antihomotoxikum Engystol. Wenn die Lymphknoten längere Zeit geschwollen bleiben, ist das Antihomotoxische Mittel Lymphomyosot hilfreich, dessen homöopathische Wirkstoffe die lymphatischen Entgiftungsprozesse stimulieren.

9.4 Scharlach – Lachesis bei der „Himbeerzunge"

Bakterielle Invasion mit Streptokokken

Der Scharlach wird durch eine bakterielle Invasion mit Streptokokken ausgelöst. Die Infektionskrankheit beginnt meistens mit Erbrechen, starken Halsschmerzen und Fieber. Die Mandeln sind hochrot und geschwollen. Auch die Zunge ist hochrot und sieht wie die Oberfläche von reifen Himbeeren aus, wovon sie auch ihren Namen bezieht: Himbeerzunge. Die Halslymphknoten sind ebenfalls geschwollen. Häufig bestehen Durchfall und Leibschmerzen. Der Hautausschlag besteht aus kleinen, roten, rauen, stecknadelkopfgroßen Flecken, die nicht ineinander fließen und beim Draufdrücken verblassen. Der Ausschlag beginnt an der Brust, überzieht den Körperstamm und setzt sich zu den Leisten hin fort, an denen er besonders ausgeprägt ist.

Nach etwa ein bis zwei Wochen blasst der Ausschlag langsam ab und die Haut beginnt sich zu schälen; an Händen und Füßen kann das sehr ausgeprägt sein. Die Erkrankung zieht sich, wenn das Vollbild erreicht wird, über mindestens zwei Wochen hin. Wegen der toxischen Wirkung der Streptokokken ist bei Scharlach eine antibiotische Behandlung unerlässlich. Durch sie wird das Krankheitsbild abgekürzt und der Hautausschlag kommt meistens kaum zum Ausbruch. Nach der Einnahme von Antibiotika geht von einem scharlachkranken Kind nach etwa fünf Tagen keine Ansteckungsgefahr mehr aus, ohne Antbiotika besteht diese wochenlang.

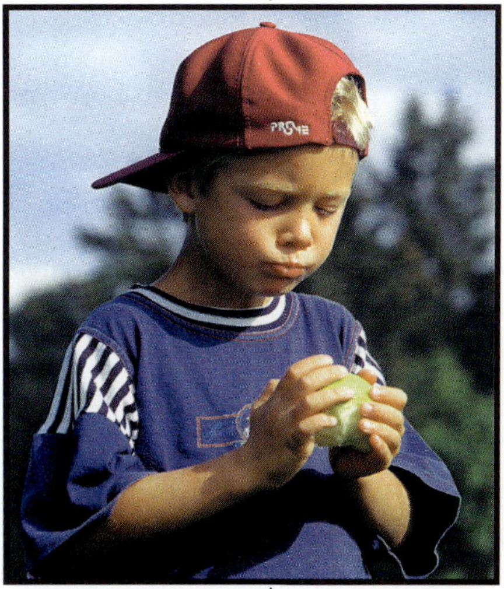

Abb. 24: Kinderkrankheiten trainieren das Immunsystem. Danach haben die Kinder noch bessere Abwehrkräfte

Behandlungsmöglichkeiten: Das die antibiotische Therapie ergänzende Hauptmittel der Homöopathie ist Belladonna, in den Antihomotoxischen Präparaten zum Beispiel in Belladonna-Homaccord enthalten. Sollten die Halsschmerzen stechend sein, ist an Apis (C3 bis C6) zu denken. Sind die Schleimhäute hingegen bläulich-rot verfärbt, ist Lachesis in einer C12-Potenz das richtige Mittel. Das Schlangengift Lachesis schützt den Organismus vor einer Verbreitung der Erregertoxine in andere Organe. Nach Abschluss einer antibiotischen Therapie sollte eine Stabilisierung der Darmflora erfolgen.

9.5 Windpocken – Viren im Anflug

Windpocken sind eine sehr ansteckende Viruserkrankung. Der Name rührt daher, dass sie „wie mit dem Wind" übertragen werden; denn sogar bei 10 m Abstand zum Erkrankten kann eine Ansteckung erfolgen. An Windpocken erkrankt man normalerweise nur einmal im Leben, es kann jedoch bei schlechter Ab-

Das Varicella-zoster-Virus erwacht zu neuem Leben

wehrlage auch im Erwachsenenalter zu einer erneuten Erkrankung kommen. Denn das Varicella-zoster-Virus (aus der Gruppe der Herpesviren) verbleibt in inaktivem Zustand in bestimmten Nervenzellen und wird vom Immunsystem dort in Schach gehalten. Bei schlechter Abwehrlage kann es unter bestimmten Umständen jedoch wieder aktiv werden und zum Beispiel eine Gürtelrose auslösen.

Bei Windpocken entwickeln die Erkrankten zunächst hohes Fieber. Dann tritt ein Ausschlag auf mit kleinen, schnell nacheinander aufschießenden Wasserbläschen mit rotem Hof. Die Bläschen jucken stark, dellen dann ein, trocknen ein oder zerplatzen und verschorfen; die Kruste wird dann abgestoßen. Da die Hauterscheinungen nacheinander aufsprießen, präsentiert sich die Erkrankung in einem lebhaften Bild: Frische Bläschen, prall gefüllt, neben eintrocknenden oder geplatzten und zwischen bereits verschorfenden, abheilenden Flecken. Peinigend ist der Juckreiz. Da die Windpockenbläschen den ganzen Körper, auch den behaarten Kopf und sogar die Schleimhäute im Mund und Genitalbereich befallen, sind die erkrankten Kinder bedauernswert geplagt und brauchen viel Aufmerksamkeit.

Wirkungsvolles Homöopathikum gegen Juckreiz – die Juckbohne

Behandlungsmöglichkeiten: Abwehrstärkende und juckreizmildernde Begleitmaßnahmen sind bei einer Windpockenerkrankung angezeigt. So ist zum Beispiel das homöopathische Mittel Dolichos pruriens (Juckbohne) hilfreich – eines der wirkungsvollsten homöopathischen Mittel gegen Juckreiz. Es wird in einer niedrigen Potenz (D2 bis D4) mehrfach täglich eingenommen. Äußerlich bewährt sich eine Zink-Schüttelmixtur, die ebenfalls juckreizstillend und heilungsfördernd für die Haut ist. Das Spray wird auf die Haut gesprüht und verbleibt dort, bis es mit der abheilenden Haut von alleine wieder abschilfert.

Zur Stimulation der Abwehrkräfte eignet sich nach dem Anfangsfieberschub Echinacea oder das homöopathische Antihomotoxikum Engystol. Damit es nicht zu Sekundärinfektionen der aufgeplatzten Bläschen kommt, empfehlen sich sorgfältige, schonende Körperhygiene und locker sitzende Baumwollkleidung. Gegen den Drang zum Kratzen kann eventuell auch das Tragen von Baumwollhandschuhen hilfreich sein. Die Krankheit zieht sich oft bis zu vier Wochen hin, bis schließlich der letzte Schorf abgefallen ist.

9.6 Mumps – Kompressen auf die Hamsterbacken

Mumps ist ebenfalls eine Virusinfektion, die vor allem die Ohrspeicheldrüse befällt. Diese schwillt extrem an, wird hart und schmerzhaft und verleiht dem Gesicht einen hamsterartigen Ausdruck. Fieber kann auftreten, muss aber nicht. Bei Jungen und Männern kann es gelegentlich bei schlechter Abwehr auch zu einer Hodenentzündung kommen. Bei größeren Kindern oder Erwachsenen ist auch manchmal die Bauchspeicheldrüse in Mitleidenschaft gezogen. Mumps ist vier Tage vor bis sieben Tage nach Beginn der Erkrankung ansteckend. Nach etwa einer Woche heilt die Erkrankung wieder ab.

Die Ohrspeicheldrüse schwillt extrem an und schmerzt

Behandlungsmöglichkeiten: Auch bei Mumps ist das homöopathische Mittel Belladonna oder das homöopathische Antihomotoxikum Belladonna-Homaccord eine gute Hilfe gegen Fieber, Entzündung und Schmerzen. Sollte die Erkrankung sehr ausgeprägt sein und starker Speichelfluss bestehen, eignet sich Mercurius solubilis (gelöstes Quecksilber) in einer C4-Potenz, mehrfach täglich eingenommen. Da eine Virusinfektion vorliegt, ist zusätzlich das homöopathische Antihomotoxikum Engystol hilfreich. Wenn die Kinder über Schmerzen beim Kauen klagen, kann man sie zum Bonbonlutschen oder vorsichtigen Kaugummikauen anhalten, damit der Speichelfluss gefördert wird und die entzündete Drüse entlastet werden kann. Lokale Wärme, am Besten feucht-warme Kompressen, wirken wohltuend und schmerzlindernd.

9.7 Keuchhusten – Drosera als Hustenmittel

Keuchhusten ist eine sehr ansteckende Krankheit, die lange andauert. Es heißt: Drei Wochen kommt er, drei Wochen bleibt er, drei Wochen geht er. Die Inkubationszeit beträgt 7 bis 14 Tage.

Nach Mitternacht häufen sich die Hustenanfälle

Der Keuchhusten beginnt wie ein gewöhnlicher Katarrh mit Husten. Erst nach zwei bis drei Wochen treten die typischen Hustenattacken in Erscheinung. Dabei erfolgen krampfartige Stakkatohustenstöße, zwischen denen die Luft ziehend und mit einem keuchenden Sog eingeatmet wird, woher die Erkrankung ihren Namen hat. Das Gesicht läuft dabei dunkelrot an, es kommt zu Beklemmungen und unter Würgen wird zäher Schleim hervorgebracht. Nach den Anfällen wird oft erbrochen. Die Hustenanfälle häufen sich gewöhnlich nach Mitternacht. Nach etwa sechs bis neun Wochen werden die Anfälle seltener und klingen allmählich ganz ab.

Die Ursache für Keuchhusten ist eine Infektion mit Bakterien, deren Giftstoffe das Hustenzentrum im Gehirn belasten. Auch Säuglinge können bereits erkranken, ihnen kann die Erkrankung wesentlich gefährlicher werden als älteren Kindern. Keuchhusten ist besonders in den ersten zwei Wochen am ansteckendsten – in einer Zeit, in der er meist noch gar nicht erkannt wird. Insgesamt beträgt die Ansteckungsgefahr bis zu drei Wochen nach den ersten typischen Hustenanfällen. Wenn mit Antibiotika behandelt wird, verkürzt sie sich auf etwa eine Woche nach den ersten Hustenanfällen. Bei Verdacht auf Keuchhusten ist umgehend der Arzt zu kontaktieren.

Behandlungsmöglichkeiten: Begleitend zur ärztlichen Therapie mit Antibiotika können homöopathische und Antihomotoxische Mittel eingesetzt werden, um die Heilung zu fördern. Das klassische homöopathische Keuchhustenmittel ist Drosera (Sonnentau). Sein Arzneimittelbild zeigt genau die Symptome, die für den Keuchhusten so typisch sind. Drosera wird mehrmals am Tag in niedrigen Potenzen (C4 bis C6) eingenommen.

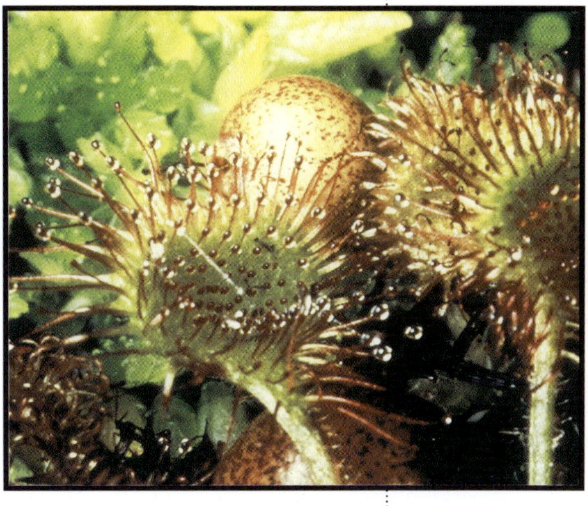

Abb. 25: Drosera – der Sonnentau, das klassische Keuchhustenmittel

Symptome wie Würgen und Erbrechen können auch durch Ipecacuanha (Brechwurz) gelindert werden. Das Mittel sollte ebenfalls in niedriger Potenz, etwa C4, mehrmals am Tag eingenommen werden. Krampflösend und mildernd in Bezug auf die Hustenanfälle wirkt das mineralische Homöopathikum Cuprum (Kupfer), es empfiehlt sich die Einnahme einer D6-Potenz. Ein Mittel, das mehrere Wirkungen in sich vereint, ist das homöopathische Antihomotoxikum Drosera-Homaccord, das sowohl Drosera als auch Cuprum enthält.

Mindestens vier Wochen lang sollte das homöopathische Mittel Echinacea gegeben werden, da nach Keuchhusten häufig eine große Infektanfälligkeit besteht. Um dieser vorzubeugen, eignet sich auch die Anwendung von Umckaloabo, eine Heilpflanze aus der Familie der Geraniumgewächse, und eine immunstimulative Therapie.

Klimatherapie im Hochgebirge bringt Linderung

Das Schlafzimmer keuchhustenkranker Kinder sollte eine Temperatur zwischen 18 °C und 20 °C haben, da in diesem Temperaturbereich die Hustenanfallsbereitschaft geringer ist. Eine Luftfeuchtigkeit von etwa 40% ist ebenfalls von Vorteil. Eine große Erleichterung bei Keuchhusten bringt auch eine Klimatherapie im Hochgebirge.

10 Sondermüll – eine Aufgabe für Pilze?

Pilze besiedeln die Haut und Schleimhäute des gesunden Menschen. Nur wenn die Haut oder Schleimhäute nicht optimal intakt sind und das Immunsystem nicht vollen Einsatz bringen kann, entstehen Pilzinfektionen. Sie sind auch von Mensch zu Mensch übertragbar. Bei stabiler Haut und funktionstüchtigem Immunsystem haben Pilze jedoch keine Chance.

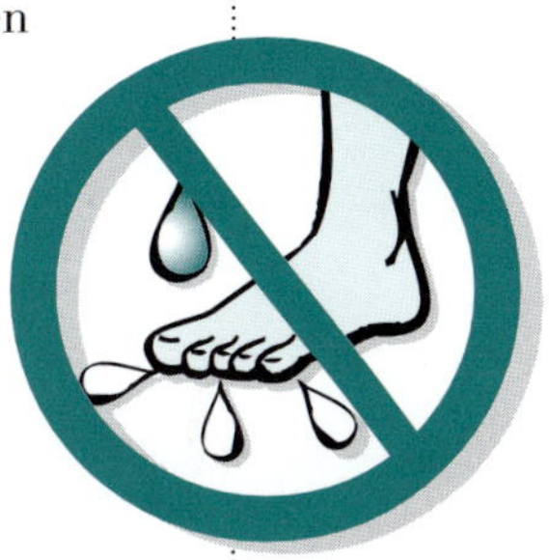

Abb. 26: Die Füße immer gut trocken halten, denn Feuchtigkeit ebnet Pilzen den Weg.

Erkrankungen, die durch Pilze (z.B. Candida) ausgelöst werden, haben in den letzten Jahren leider stark zugenommen. Als Ursachen werden unter anderem eine dauernde hohe Feuchtigkeit durch beispielsweise zu häufiges Duschen, Sport oder Saunabesuche, ein hoher Zuckerkonsum oder die häufige Einnahme von Antibiotika diskutiert.

Behandlungsmöglichkeiten: Pilzerkrankungen sind immer Hinweise auf Immunstörungen. Es können dabei die Haut oder – noch häufiger – die Schleimhäute des Verdauungstraktes, der Atemwege oder der Harnwegs- und Geschlechtsorgane betroffen sein. Die Therapie solcher Pilzerkrankungen gehört in ärztliche Hand. Der Arzt wird äußerlich und/oder innerlich anzuwendende Medikamente verschreiben.

Immer auch hilfreich bei einer konventionellen Pilztherapie sind Maßnahmen mit folgender allgemeiner Zielsetzung:
- abwehrstärkend
- darmsanierend und
- ausleitend.

Bei Pilzinfektionen immer auch die Abwehrkräfte stärken

Eine Stärkung der Abwehrkräfte sollte erfolgen, da bei einer Pilzinfektion gleichzeitig immer eine Immunschwäche vorliegt. Abwehrstärkende homöopathische und Antihomotoxische Mittel sind zum Beispiel Echinacea, Engystol, Silicea oder Equisetum. Zur Harmonisierung der Darmflora empfehlen sich Mittel wie zum Beispiel Symbioflor, Imbact oder Hylak forte. Die Unterstützung der Ausleitungsmechanismen ist, wie bei allen Infektionskrankheiten, auch bei Pilzerkrankungen sinnvoll, um Erreger und Schadstoffe auszuleiten. Hier eignen sich die Antihomotoxischen Präparate Lymphomyosot, Hepeel und Nux vomica-Homaccord.

Gute und schlechte Pilze?

In medizinischen Fachkreisen wird sogar Folgendes diskutiert: Da Pilze in der Natur Schwermetalle und radioaktiven Müll aufsaugen und speichern, könnte es durchaus sein, dass sich der menschliche Organismus diese Eigenschaft der Pilze zunutze macht. So könnte es sein, dass er sich einige Pilze, speziell im Darm, als „Sondermülltonnen“ hält, um seine Schadstoffe dort zu entsorgen. Auch aus diesem Grund sind die oben angegebenen Ausleitungstherapien sehr förderlich.

Fertig zum Abtransport: Antioxidanzien können Schadstoffe lösen

Optimal, wenn im Zusammenhang mit ausleitenden Therapien dem Organismus auch so genannte Antioxidanzien zugeführt werden (siehe Kapitel 12, Ernährung). Denn diese Stoffe schützen nicht nur vor unerwünschten Oxidationsprozessen im Körper, sondern vermögen auch Schadstoffe, zum Beispiel Schwermetalle, zu lösen, so dass diese ausgeschwemmt werden können. Zu den Antioxidanzien gehören vor allem Vitamin C, Zink, Vitamin E, β-Carotin und Selen.

11 Allergien – das Immunsystem sieht nur noch „Feinde"

Allergien sind fehlgeleitete, überschießende Immunreaktionen. In den Industrieländern haben Allergien in den letzten Jahren alarmierend zugenommen. Das Wort „Allergie" wurde 1906 von einem Wiener Kinderarzt geprägt. Es bedeutet „andere Reaktion" und bezeichnet eine Überempfindlichkeitsreaktion auf an sich harmlose Substanzen. Das Immunsystem erkennt in ihnen fälschlicherweise einen „Feind" und leitet entsprechende Abwehrreaktionen in die Wege. Es werden vier Arten von allergischen Reaktionen unterschieden:

Vier Arten von allergischen Reaktionen

- Typ-I-Reaktion (Soforttyp)

Sofort nach dem Kontakt mit dem Allergen werden Entzündungssubstanzen wie Histamin freigesetzt.

- Typ-II-Reaktion (Zytotoxischer Typ)

Stunden oder Tage nach dem Kontakt mit dem Allergen werden zellschädigende Substanzen aktiviert, die aber nicht nur die Antigene, sondern auch körpereigene Zellen angreifen.

- Typ-III-Reaktion (Immunkomplextyp)

Aus Antigenen und Antikörpern werden Immunkomplexe gebildet, die von Granulozyten abgebaut werden. Dabei werden Enzyme freigesetzt, die allergische Reaktionen auslösen, meist nach 6–12 Stunden.

- Typ-IV-Reaktion (Spättyp)

Nachdem die T-Lymphozyten mit dem Allergen Kontakt hatten, werden bestimmte Botenstoffe (Lymphokine) freigesetzt, die weitere Zellen des Immunsystems – Granulozyten und Mastzellen – auf den Plan rufen. Diese geben Alarmstoffe ins Gewebe ab, unter anderem Histamin. Dadurch entstehen Entzündungssymptome mit Juckreiz, und zwar nicht unbedingt im Bereich der „Eintrittspforte" des Allergens, sondern oftmals auch an ganz anderen Stellen des Körpers. Die Reaktionszeit beträgt 1–14 Tage.

Im Prinzip kann jeder Stoff eine Allergie auslösen. Von einigen Stoffgruppen ist jedoch bekannt, dass sie für Menschen mit einem sensiblen Immunsystem besondere Reizstoffe darstellen (siehe Tab. 14). Heuschnupfen, allergisches Asthma, Nesselsucht und Kontaktallergien sind die häufigsten und bekanntesten Formen einer Allergie. Eine allergische, überempfindliche Haut oder Schleimhaut ist zudem auch noch sehr anfällig für Infekte, denn hier haben krankheitserregende Mikroorganismen meist leichtes Spiel.

Tab. 14: Stoffgruppen, die Allergien auslösen können

Allergene
• Blütenstaub, Pollen (von Gräsern, Bäumen und Sträuchern)
• Tierhaare
• Hausstaub
• Schimmelpilze
• Nahrungsmittel wie Kuhmilch, Hühnereiweiß und Getreide
• Luftschadstoffe wie Formaldehyd
• Chemikalien
• manche Medikamente

Von der Allergie abzugrenzen sind vorübergehende Unverträglichkeiten, zum Beispiel in Bezug auf manche Nahrungsmittel. Solche Unverträglichkeiten gehen meist einher mit Störungen des darmassoziierten Immunsystems. Eine Harmonisierung der Darmflora leistet in solchen Fällen gute Hilfe. Die Neigung mancher Menschen, auf bestimmte Stoffe allergisch zu reagieren, ist zum Teil auf erbliche Veranlagung, zum Teil auf hohe Belastungen aus einer zunehmend chemisch überfrachteten Umwelt zurückzuführen. Weitere Ursachen werden noch erforscht.

Behandlungsmöglichkeiten: Bei Verdacht auf eine Allergie sollte der Arzt, Arzt für Naturheilkunde, Heilpraktiker oder Allergologe (Facharzt für Allergien) aufgesucht werden. Der Therapeut wird eine gründliche körperliche Untersuchung sowie eine ausführliche Befragung durchführen, um im individuellen Fall den allergieauslösenden Stoffen auf die Spur zu kommen. Mit Hauttests, Provokationstests (an Augen, in der Nase oder durch Einatmen) und Blutuntersuchungen kann die Diagnose gesichert werden. Als klassische Behandlungsmethoden werden dann meist Medikamente wie Antihistaminika oder – in ausgeprägten Fällen – auch Kortison eingesetzt oder eine Akupunktur oder Hyposensibilisierungstherapie durchgeführt. Bei einer Hyposensibilisierung wird der Körper in regelmäßigen Abständen in unterschwelligen, langsam steigenden Konzentrationen mit dem Allergen konfrontiert (in Form von Injektionen), um sich an es zu „gewöhnen".

Den Körper an das Allergen „gewöhnen"

Hilfe aus dem tropischen Amerika

Im Bereich der Naturheilkunde werden Allergien unter anderem auch mit Methoden wie Kinesiologie, Elektroakupunktur und Bioresonanzverfahren diagnostiziert beziehungsweise therapiert. Zur Gegensensibilisierung kommt oft die Eigenbluttherapie zum Einsatz. Dazu wird dem Körper etwas Blut entnommen und im Anschluss nach zum Beispiel Potenzierung oder Anreicherung mit einem Homöopathikum wieder zugeführt (als Injektion oder oral). Hierdurch werden unter anderem Immunreaktionen hervorgerufen, die den Organismus zu einem „vernünftigen" Umgang mit den Allergenen befähigen.

Darüber hinaus können abwehrstärkende und symptomlindernde homöopathische und Antihomotoxische Mittel das allergische Geschehen positiv beeinflussen. Gerade im Hinblick auf eine mit der Allergie einhergehende Infektanfälligkeit ist es sinnvoll, schon frühzeitig zu therapieren, bevor die Infekte chronisch werden. Denn ein Heuschnupfen zum Beispiel geht häufig mit einer sich festsetzenden Nasennebenhöhlenentzündung und einem Dauerschnupfen einher. Und das allergische Asthma wird meist von einer immer wiederkehrenden Bronchitis begleitet.

Pollenallergie
• während der Blütezeit möglichst in Innenräumen bleiben
• den Urlaub in die Blütezeit legen und dann allergenarme Gegenden wie Meer oder Hochgebirge aufsuchen
Hausstaubmilben
• Staubfänger wie Vorhänge oder Teppiche entfernen
• Auslegeteppiche durch wischbare Böden ersetzen
• spezielle Kunststoffmatratzen statt Rosshaarmatratzen verwenden
Schimmelpilzallergien
• Feuchtigkeit in der Wohnung verhindern
• feuchte Wände und Tapeten sanieren

Tab. 15: Vorbeugende Maßnahmen gegen Allergene – einige praktische Tipps

Eine antiallergische Wirkung auf Haut und Schleimhaut sowie eine lindernde Wirkung bei Heuschnupfen hat das Homöopathikum Galphimia, eine Heilpflanze aus dem tropischen Amerika. Galphimia ist zum Beispiel in dem Antihomotoxikum Euphorbium compositum enthalten. Auch das homöopathische Mittel Luffa (Luffa ist ein Kürbisgewächs) wirkt lindernd auf das allergische Geschehen. Bei Nesselsucht ist das Homöopathikum Urtica urens (Brennnessel) wirksam. Wenn größere, stark geschwollene Hautquaddeln bestehen, dann ist Apis (Bienengift) das geeignete Mittel.

Das „Simile-Prinzip" der Homöopathie (Ähnliches soll durch Ähnliches geheilt werden) lässt sich an den beiden letztgenannten Homöopathika gut demonstrieren: Ähnelt die allergische Reaktion einem Bienenstich, so wird mit Bienengift behandelt. Ähnelt die Hauterscheinung eher einem Brennnesseleffekt, dann wirkt Urtica urens am Besten. Je ähnlicher sich die Symptome und das Arzneimittelbild sind, desto treffsicherer wirkt auch die Arznei.

Alle genannten Arzneimittel werden am Besten in niedrigen Potenzen, etwa C3 bis C6, in häufigeren Gaben eingenommen.

Tipps und Tricks – Selbstschutz und Klimakur

Neben der Therapie sollten natürlich jene Stoffe, die als individuelle Allergene ermittelt wurden, möglichst gemieden werden. Dieser Selbstschutz ist oft nicht einfach, wenn die Allergene zum Beispiel Hausstaub oder Pollen sind. Es gibt jedoch einige nützliche Tipps, die beachtete werden sollten (siehe Tab. 15).

Das Allergen sollte fortan gemieden werden

Eine besonders effektive Möglichkeit, um den strapazierten Organismus zu entlasten, sind auch Klimakuren in allergenarmen Gegenden, zum Beispiel am Meer und im Hochgebirge. Die positiven Wirkungen halten auch nach diesen Aufenthalten meist noch über einen längeren Zeitraum an.

11.1 Neurodermitis – es juckt und juckt

Eine spezielle Form der allergischen Reaktionen ist die Neurodermitis („Juckflechte"). Diese Erkrankung beziehungsweise Hautstörung wird auch atopische Dermatitis (atopisch = ungewöhnlich) oder atopisches Ekzem genannt.

Bei einer Neurodermitis treten mehrere der klassischen Allergieformen auf – sowohl allergische Sofortreaktionen als auch verzögerte Spätreaktionen. Meist ist die Haut, häufig sind aber auch die Schleimhäute betroffen, was sich zum Beispiel als allergischer Schnupfen oder als Entzündung im Magen-Darm-Trakt äußern kann. Dies ist anhand der Sechs-Phasen-Tabelle von Reckeweg leicht nachzuvollziehen, handelt es sich doch um Krankheitssymptome verschiedener Organe in der Entzündungsphase. So kommt es häufig vor, dass sich das Krankheitsgesche-

Mehrere Allergieformen treten auf

hen zwischen der Haut (in Form eines atopischen Ekzems) und der Nasenschleimhaut (in Form von Heuschnupfen) hin und her bewegt.

Von einer Neurodermitis sind vorwiegend Säuglinge und Kleinkinder betroffen, die Erkrankung kann aber auch bis ins Erwachsenenalter fortbestehen. Beim Säugling treten die Hauterscheinungen vor allem im Gesicht, an Kopf und Hals, bei älteren Kindern eher in den Ellenbogenbeugen und Kniekehlen auf. Oftmals entstehen aber auch am ganzen Körper raue, rissige, entzündete und nässende Ekzeme, deren schlimmste Symptomatik der peinigende Juckreiz ist, so dass sich die Kinder nicht selten blutig kratzen. Bettwärme verschlimmert den Juckreiz noch, so dass auch der Schlaf gestört sein kann.

Mit Neurodermitis auf jeden Fall zum Arzt

Behandlungsmöglichkeiten: Die Therapie einer Neurodermitis gehört immer in die Hand eines erfahrenen Arztes. Das Unterdrücken der entzündlich-allergischen Reaktion der Haut mit Kortison wird zwar schnell Abhilfe schaffen und ist in bedrohlichen Fällen auch erforderlich, es sollte jedoch möglichst nicht zur Dauermedikation werden. Denn die Ursache wird mit Kortison nicht therapiert, und nach Absetzen des Präparates ist abzusehen, dass die Symptomatik wiederkehrt.

Im Visier der Therapie: die Stoffwechselstörung

Entscheidend für den Therapieerfolg bei der Neurodermitis ist die Beseitigung der zugrunde liegenden immunologischen Störung, die meistens vor allem mit dem Darm zusammenhängt und mit einer Stoffwechselstörung einhergeht. Mit den ganzheitlichen Konzepten naturheilkundlich arbeitender Ärzte bestehen sehr gute Möglichkeiten, eine Neurodermitis auszuheilen, oder zumindest so zu minimieren, dass die Betroffenen gut damit leben können.

So kann mit einer gezielten mikrobiologischen Therapie die Darmflora fit gemacht werden, so dass auch das darmspezifische Immunsystem seine Aufgaben wieder optimal erfüllen kann. Mit Hilfe der Antihomotoxischen Ausleitungstherapie wird die Stoffwechselstörung behandelt, indem Schadstoffe, die den Stoffwechsel beeinträchtigen, ausgeleitet werden. Die Therapie erfolgt durch die kombinierte Einnahme von Traumeel, das entzündungshemmende, schmerzlindernde und abschwellende Eigenschaften hat, und Lymphomyosot, das ausleitend wirkt.

Die Darmflora wieder fit machen und die Ausleitung fördern

Manchmal entwickeln Säuglinge eine Neurodermitis im Anschluss an eine Impfung. Hier lässt sich der Auslöser, die Impfsubstanz, über die entsprechende Impfnosode erfolgreich ausleiten. Eine solche Impfnosode ist eine Hochpotenz des jeweiligen Impfstoffes. Um unerwünschte Impfreaktionen zu vermeiden, können vor der geplanten Impfung 5 Globuli Thuja (C30) und am Abend nach der Impfung 5 Globuli Nux vomica (C30) gegeben werden. Diese homöopathische Begleittherapie bei Impfungen hat sich in der Praxis sehr bewährt. In der Regel gehört zum ganzheitlichen Behandlungskonzept einer Neurodermitis auch die Eigenbluttherapie im Sinne der Gegensensibilisierung. Eine Gegensensibilisierung lässt sich auch mit patienteneigenem Urin durchführen.

Thuja macht die Impfung verträglicher

Mit Stiefmütterchen und Brennnessel gegen den Juckreiz

Gegen den Juckreiz haben sich unter anderem phytotherapeutische Mittel mit den juckreizlindernden Wirkstoffen von Brennnessel (Urtica urens) und Stiefmütterchen (Viola tricolor) bewährt. Da Wärme den Juckreiz verstärken kann, sollten Hitzestaus am Körper unbedingt vermieden werden, das heißt, die Kleidung sollte nicht zu warm sein und die Zimmertemperatur im Schlafzimmer nachts nicht mehr als etwa 18 °C betragen, damit der Juckreiz abgemildert wird.

Hautsalben eignen sich nicht generell für jeden und müssen daher individuell – je nach Verträglichkeit – ausgewählt werden. In jedem Fall sollten Kortisonzusätze, wenn möglich, vermieden werden. Als Badezusatz wirken sich ein bis zwei Esslöffel Olivenöl oftmals günstig aus. Auch Salz des Toten Meeres als Badezusatz kann empfohlen werden. Von zu häufigem Baden ist jedoch abzuraten, da es die Haut zusätzlich belastet.

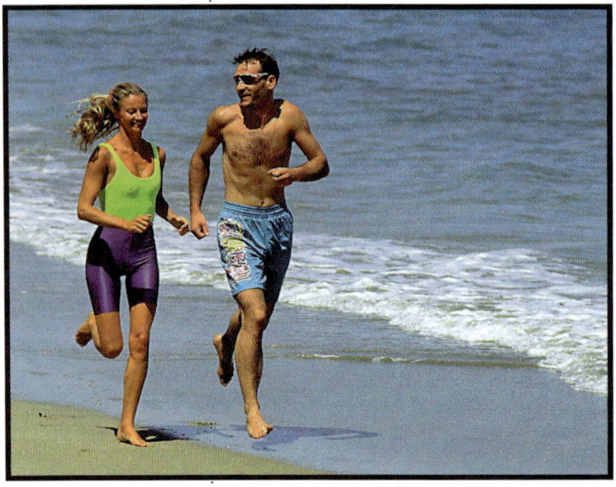

Abb. 27: Klimakuren, zum Beispiel an der Nordsee, können bei Neurodermitis sehr hilfreich sein.

Sehr günstig wirken sich (wie auch bei der Behandlung von Allergien) Klimakuren an der Nordsee oder vergleichbaren Orten aus. Besonders Aufenthalte am Toten Meer können bei Neurodermitis Linderung verschaffen. Da eine Neurodermitis meist mit einer psychischen Begleitkomponente einhergeht, sind Maßnahmen, die sich positiv auf die Psyche auswirken, ebenfalls sehr vorteilhaft.

12 Gesunde Ernährung – Immunstärkung ganz nebenbei

Es lohnt sich, dem Immunsystem nicht erst Aufmerksamkeit zu widmen, wenn es auf Grund von Infektionen auf Hochtouren arbeitet, sondern ihm schon im Vorfeld genügend Unterstützung zukommen zu lassen: Denn je besser es vorbereitet ist, desto effektiver kann es reagieren, wenn es plötzlich mit Krankheitserregern konfrontiert wird.

Vorbeugende Maßnahmen zur Stärkung des Immunsystems wurden bereits von Hippokrates, dem großen griechischen Vater der Heilkunst, zusammengestellt (siehe auch Kap. 1). Seine Gesundheitsmaßnahmen haben bis heute nichts von ihrer Gültigkeit verloren, bringen sie doch auf den Punkt, was Körper, Geist und Seele gesund hält: Maß halten und im Gleichgewicht bleiben. Diese Gesundheitsmaßnahmen können dann noch um weitere Empfehlungen aktualisiert werden:

- auf Nikotin möglichst ganz verzichten,
- das Trinken von Alkohol in Maßen,
- regelmäßiger und ausreichender Aufenthalt an der frischen Luft.

Zusammengefasst bedeutet das: Ungesundes meiden, Gesundes fördern. Gerade im Bereich der Ernährung kann für die Gesundheit bereits sehr viel getan werden. Essen Sie möglichst heimisches Obst und Gemüse, das in der entsprechenden Jahreszeit gewachsen und gereift ist und bereiten Sie es möglichst schnell nach der Ernte zu, denn der Vitamingehalt sinkt nach dem Pflücken

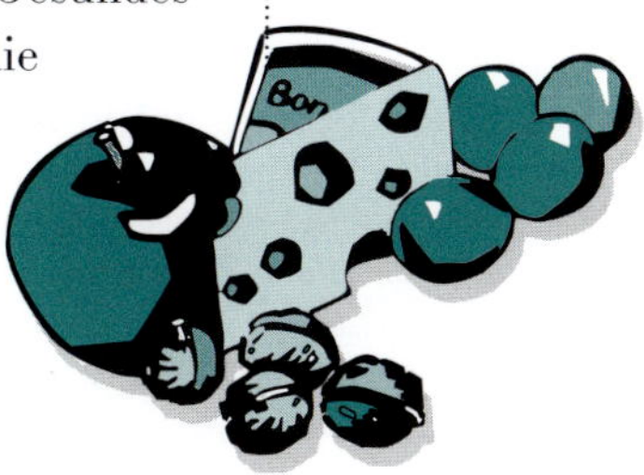

Abb. 28: Die Ernährung sollte ausgewogen sein und Frischkost enthalten

beziehungsweise der Ernte rasch ab. Mit frischen Früchten aus dem Inland kann der Vitaminbedarf leicht gedeckt werden. Aus dem Ausland importierte exotische Früchte werden hingegen häufig unreif geerntet und sind bisweilen durch lange Schiffsreisen in ihrem Vitamingehalt wertlos geworden.

Gemüse nicht zu lange kochen

Auch bei der Zubereitung von Speisen sollten einige Tipps beachtet werden, die erheblich zu einer gesunden Ernährung beitragen. Wer darauf achtet, dass die Speisen nicht verkochen, hat mehr von den Vitaminen, denn Vitamine werden durch zu große Hitze zerstört. Gemüse sollte möglichst naturbelassen und aus dem gleichen Grund nach der Zubereitung noch „bissfest" sein.

Laktovegetabile Kost fördert die Gesundheit

Zu viel tierisches Eiweiß ist ungesund, und täglich Fleisch oder Fisch sowie Wurst, Quark, Käse und Ei sind des Guten zu viel. Eine vorwiegend laktovegetabile Kost, das heißt, eine Kost bestehend aus Milchprodukten, Gemüse, Salat, Obst und Getreide in ausgewogener Mischung, wirkt sich dagegen gesundheitsfördernd aus. Auch die Meinung, dass Kuhmilch für Kinder ein besonders wertvolles Grundnahrungsmittel sei, ist nicht pauschal richtig. Gerade allergisch belastete Kinder sollten keine Kuhmilch trinken.

Den Speiseplan mit Vitalstoffen anreichern

Bei zu geringer Flüssigkeitsaufnahme droht eine Verschlackung mit Homotoxinen. Wichtig ist daher auch eine genügende Flüssigkeitszufuhr durch natürliches Mineralwasser, Fruchtsäfte oder Kräutertee. Neben diesen allgemeinen Ernährungsempfehlungen kommt vor allem der Versorgung des Organismus mit Vitalstoffen (z.B. Vitamine, Spurenelemente), die das Immunsystem unterstützen, eine große Bedeutung zu. Denn trotz gesunder Ernährung kann es bei manchen Menschen auch zu Mangelzuständen bei wichtigen Vitaminen und Spurenelementen kommen, wenn der Körper beispielsweise durch eine

Vitamine/ Spurenelemente	Tagesbedarf	Nahrungsmittel	Natürliches Vorkommen in 100 g
Magnesium	300 mg	Hirse	170,0 mg
		Naturreis	160,0 mg
		Weizen	150,0 mg
		Kürbiskerne	530,0 mg
		Leinsamen	350,0 mg
		Sojabohnen	240,0 mg
Kalzium	800–1 000 mg	Bergkäse	1200,0 mg
		Emmentaler	1000,0 mg
		Mohnsamen	1050,0 mg
		Sesamsamen	780,0 mg
		Milch	120,0 mg
Kupfer	0,5–4mg	Emmentaler	1,2 mg
		Cashewnüsse	3,7 mg
		Sesamsamen	4,0 mg
		Erbsen	1,0 mg
Eisen	5–15 mg	Hühnerei	2,1 mg
		Hirse	9,0 mg
		Kürbiskerne	11,2 mg
		Sesamsamen	10,0 mg
		Spinat	3,5 mg
		Sauerampfer	8,0 mg
		Hase	3,0 mg
Zink	10–20 mg	Bergkäse	6,0 mg
		Tilsiter	5,0 mg
		Hafer	4,5 mg
		Kürbiskerne	7,4 mg
		Mohnsamen	10,2 mg
		Sesamsamen	7,7 mg
Selen	50–200 mg	Scholle	65,0 mg
		Rotbarsch	45,0 mg
		Rinderleber	35,0 mg
		Eierteigwaren	65,0 mg
		Weizenvollkornbrot	55,0 mg
		Reis	40,0 mg
		Sojabohnen	60,0 mg
Mangan	2-5 mg	Hafer	4,5 mg
		Weizen	3,7 mg
		Haselnüsse	5,7 mg

Tab. 16: Tagesbedarf und natürliches Vorkommen verschiedener Mineralstoffe und Spurenelemente

Krankheit geschwächt ist oder vorübergehend größeren Strapazen (Stress) ausgesetzt ist. Hier können Nahrungsergänzungsmittel und die orthomolekulare Therapie wertvolle Hilfe leisten.

12.1 Die richtigen Bausteine in der richtigen Menge – orthomolekulare Therapie

Befindlichkeitsstörungen sind ein Alarmsignal

Der menschliche Organismus hat die großartige Fähigkeit, trotz Engpässen, zum Beispiel bei Vitaminen oder Spurenelementen, weiterhin lange Zeit normal zu funktionieren. Seine Grundfunktionen werden aufrecht erhalten, obwohl bereits ein Mangel besteht. Irgendwann jedoch sind die Anpassungsmechanismen doch einmal überfordert, und es entwickeln sich so genannte Befindlichkeitsstörungen, die auch in schwerere Erkrankungen münden können. Hier setzt unter anderem die orthomolekulare Therapie an.

Der Begriff „orthomolekular" stammt aus dem Griechischen; „orthos" bedeutet so viel wie richtig, und „molekular" betrifft die Moleküle als kleinste Bausteine von Substanzen. Dementsprechend handelt es sich bei der orthomolekularen Medizin um eine Therapie mit den richtigen Molekülen in den richtigen Mengen.

Zu diesen „richtigen" Molekülen zählen Vitamine, Mineralstoffe und Spurenelemente, essenzielle Fettsäuren und Aminosäuren. Der Organismus ist auf die regelmäßige und ausreichende Zufuhr dieser Stoffe angewiesen. In normalen Mengen erhalten sie die Gesundheit. In hohen Dosen eingesetzt, können sie bei vorliegenden Krankheiten maßgeblich die Voraussetzung für eine Genesung schaffen.

In welchen Nahrungsmitteln diese Substanzen zu finden sind, zeigen die Tabellen 16 und 17. Überall dort, wo die natürlichen Quellen den Bedarf nicht ausreichend decken können, muss auf die zusätzliche Aufnahme in Form von so genannten Nahrungsergänzungmitteln zurückgegriffen werden, wobei mit Nachdruck davor gewarnt wird zu glauben: viel hilft viel!

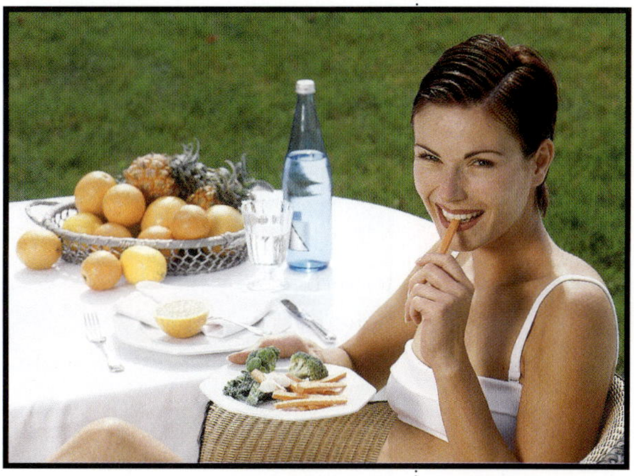

Abb. 29: Gemüse am Besten naturbelassen genießen – so gehen keine Vitalstoffe verloren.

Die in den Tabellen angegebenen Richtwerte sollten nicht überschritten werden, denn auch eine Überdosis von Vitaminen, Spurenelementen oder Mineralstoffen kann krankheitsauslösende Wirkungen haben. Fragen Sie am Besten Ihren Arzt oder Apotheker, welche besonderen orthomolekularen Substanzen in Ihrem individuellen Fall sinnvoll sind.

12.2 Heute schon einen guten Fang gemacht? – Antioxidanzien auf Radikalenjagd

Antioxidanzien sind Stoffe, die die im Organismus natürlicherweise entstehenden Sauerstoffradikale unschädlich machen. Sauerstoffradikale entstehen fortlaufend im Rahmen von Stoffwechselvorgängen und Entgiftungsmaßnahmen. Mit Hilfe der Antioxidanzien werden die Radikale „abgefangen“, so dass sie sich nicht zerstörerisch auswirken können.

Vitamine	Tagesbedarf	Nahrungsmittel	Natürliches Vorkommen in 100 g
Vitamin C	1 000–2 000 mg	Sanddorn	270,0 mg
		Paprika	110,0 mg
		Kiwi	70,0 mg
		Johannisbeeren	180,0 mg
		Azerola-Kirsche	1 000,0 mg
Vitamin A, Provitamin A (Betakarotin)	15–50 mg	Möhren	1,5 mg
		Kalbsleber	9,5 mg
		Lebertran	26,0 mg
		Camembert	0,4 mg
		Hühnerei	0,1 mg
Vitamin E	10–15 mg	Leinsamen	1290,0 mg
		Weizenkeimöl	170,0 mg
		Sojabohnen	15,0 mg
Vitamin B_1	7,5–40 mg	Huhn	0,7 mg
		Sonnenblumenkerne	1,9 mg
		Haferflocken	0,5 mg
		Weizenkeime	2,0 mg
Vitamin B_2	7,5–40 mg	Huhn	2,5 mg
		Brokkoli	0,25 mg
		Joghurt	0,2 mg
		Hüttenkäse	0,6 mg
Vitamin B_6	50–200 mg	Pfifferlinge	6,0 mg
		Huhn	10,0 mg
		Mais	2,0 mg
		Vollkornbrot mit Soja	5,5 mg

Tab. 17: Tagesbedarf und natürliches Vorkommen verschiedener Vitamine

Durch die zunehmende Schadstoffbelastung der Umwelt ist die natürliche Sauerstoffradikalbildung zusätzlich gesteigert, weshalb der Mensch heute auch einen erhöhten Bedarf an diesen Antioxidanzien hat.

Neben der Aufgabe, im Organismus als Radikalfänger zu arbeiten, vermögen die antioxidativen Substanzen aber auch, die gespeicherten Schwermetalle aus dem Körper zu lösen und einer Ausscheidung zugänglich zu machen. Die wichtigsten Radikalfänger sind in der Tabelle 18 aufgeführt.

Radikalfänger
• Vitamin C
• Vitamin E
• Selen (Spurenelement)
• Vitamin A
• Betakarotin
• Coenzym Q_{10}
• L-Cystein (Aminosäure)

Tab. 18: Radikalfänger – Substanzen mit antioxidativer Wirkung

Auch die Spurenelemente Eisen, Zink, Mangan und Kupfer können zu den Substanzen mit antioxidativer Wirkung gerechnet werden, da sie Bestandteile von antioxidativen Enzymen oder anderen antioxidativ wirksamen Systemen sind. Zu den empfohlenen Tagesdosen und zum Vorkommen macht die Tabelle 16 Angaben.

13 Sachwortverzeichnis

14 Glossar

Allergen
Substanz, die eine Allergie auszulösen vermag

Allopathie, allopathisch
Therapie mit konventionellen Heilmitteln, deren Wirkung der Krankheit oder Störung entgegengerichtet ist (im Gegensatz zur Homöopathie, die auf dem Grundsatz „Ähnliches soll durch Ähnliches geheilt werden" basiert)

Antigen
artfremder Stoff (z.B. Bakterium, Toxin etc.), der im Körper die Bildung von Antikörpern auslöst, die den Fremdstoff unschädlich machen

Antihistaminika
Arzneimittel mit Substanzen, die die Wirkung des Gewebshormons Histamin abschwächen oder aufheben

Antihomotoxika
Arzneimittel (meist homöopathische → Kombinationspräparate) der → Homotoxikologie. Sie fördern die Ausschleusung und Neutralisation der den Körper belastenden Giftstoffe (Homotoxine), die zur Erkrankung geführt haben.

Antihomotoxische Therapie — Anwendung der → Antihomotoxika in der Therapie

Antikörper — körpereigene Abwehrmoleküle gegen Fremdstoffe (Antigene)

antimykotisch — gegen Pilzerkrankungen gerichtet (Arzneimittel)

Bakterien — einzellige Mikroorganismen, deren zahlreiche Arten (darunter viele Krankheitserreger) sich durch einfache Querteilung vermehren

biologischer Schnitt — Begriff in der Antihomotoxischen Medizin für die Grenze zwischen dem Krankheitsgeschehen außerhalb der Zelle und dem Krankheitsgeschehen innerhalb der Zelle; gemäß der Sechs-Phasen-Tabelle nach Reckeweg befindet sich der biologische Schnitt zwischen der Ablagerungsphase (3. Phase) und der Zellerkrankungsphase (4. Phase)

Bioresonanztherapie — Diagnose- und Therapiemethode, bei der biophysikalische Schwingungen des Patienten mit Hilfe eines speziellen Gerätes gemessen und dann modifiziert dem Körper zurückgegeben werden, mit dem Ziel, pathophysiologische Irritationssignale zu löschen

Darmflora (Mikroflora)	bakterielle Besiedlung des unteren Krummdarms (Ileum) sowie des gesamten Kolons (Grimmdarm) und Mastdarms (Rektum)
Eigenbluttherapie	Form der Reiztherapie, bei der körpereigenes Blut nach der Entnahme direkt oder nach homöopathischer Aufbereitung wieder injiziert oder oral verabreicht wird
Ekzem	juckende Entzündung der Haut
Elektroakupunktur	Weiterentwicklung der klassischen Akupunktur, bei der die Akupunkturpunkte durch niederfrequente Wechselströme gereizt werden
Enzyme	körpereigene Eiweiße, die Stoffwechselprozesse steuern
Gürtelrose	Herpes zoster, akute Viruserkrankung bestimmter Nervenstrukturen mit Ausbildung von Herpesbläschen auf der Haut in „gürtelartiger“ Form entlang der betroffenen Nervenbahnen
Histamin	Gewebshormon, das unter anderem gefäßerweiternd wirkt
Homotoxikologie	Die von dem Arzt Dr. Hans-Heinrich Reckeweg aufgestellte Krankheits-

	lehre, die in Homotoxinen (von innen stammende sowie äußere auf den Körper einwirkende Gifte) die Ursache von Erkrankungen sieht. Die Homotoxikologie beruht auf der Annahme, dass Krankheiten als biologisch zweckmäßige Abwehrvorgänge und Kompensationsprozesse gegen diese „Giftstoffe" (Homotoxine) zu interpretieren sind. Die Abwehrvorgänge teilt Reckeweg in sechs Phasen ein (→ Sechs-Phasen-Tabelle).
Homotoxine	für den Menschen (homo) schädliche Faktoren/Giftstoffe (toxine); all jene stofflichen (chemischen/biochemischen) und nichtstofflichen (physikalischen, psychischen) Faktoren, die beim Menschen Gesundheitsstörungen hervorrufen können – zum Beispiel Krankheitserreger, Schadstoffe in Nahrung und Umwelt sowie im eigenen Stoffwechsel entstandene belastende Stoffwechselprodukte
humoral	die Körperflüssigkeiten betreffend
Hyposensibilisierung	Verabreichung eines Allergie auslösenden Antigens in steigender Dosierung, mit dem Ziel, die Reaktionsbereitschaft des Organismus in Bezug auf dieses Antigen herabzusetzen

immun	lat. immunis = frei sein, gefeit sein
Immunsystem	zusammenfassende Bezeichnung für diejenigen Organe des Körpers, die an der Bildung spezifischer Antikörper gegen Fremdkörper beteiligt sind und dadurch die Immunität bewirken
Infekt	(lat. inficere, infectum = hineintun, anstecken), Ansteckung, lokale oder allgemeine Störung des Organismus durch Krankheitserreger, die von außen in die Organe oder in das Gewebe eindringen; sie haben die Fähigkeit, sich zu vermehren und können auf andere Individuen übertragen werden
Infektanfälligkeit	Neigung des Organismus, Krankheitserreger nicht rechtzeitig beziehungsweise ausreichend abzuwehren, mit der Folge eines gehäuften Auftretens von Infektionserkrankungen
Kinesiologie	Muskeltest, der Störungen auf psychischer, struktureller und stoffwechselbezogener Ebene durch ein plötzliches Nachlassen der Haltearbeit der willkürlichen Muskulatur (i.d.R. des Arms) aufzeigen soll

Kombinationspräparate (Komplexmittel)	vorwiegend in der Homotoxikologie verwendete Präparate, die sich aus mehreren unterschiedlichen homöopathischen Substanzen oder Potenzen zusammensetzen; im Gegensatz zur „klassischen“ Homöopathie können sie nach Indikationen eingesetzt werden
Kontaktallergie	Allergie, die durch Berührung bestimmter Substanzen ausgelöst wird
Matrix	flüssigkeitsgefülltes Maschenwerk aus Eiweißzuckern im Bindegewebe
Mikrobe	Mikroorganismus, z.B. Bakterium, Virus, Pilz
Nesselsucht	Hautausschlag mit juckenden Quaddeln aufgrund einer Überempfindlichkeit gegenüber bestimmten Stoffen
Nosode	aus krankhaften Körpermaterialien hergestelltes Arzneimittel zur Behandlung entsprechender Erkrankungen im Sinne der Homöopathie
orthomolekulare Therapie	Zweig der Medizin, der sich mit dem Biochemiehaushalt des Menschen beschäftigt und Mangel oder Überproduktion mit bestimmten Nährstoffen behandelt

Phytotherapeutikum aus einer oder mehreren Heilpflanze(n) hergestelltes Arzneimittel

Pilze Es gibt über 100 000 Pilzarten, von denen einige wenige als Krankheitserreger beim Menschen bekannt sind, so z.B. der Hefepilz Candida.

Protozoen tierische Einzeller, „Urtierchen“ genannt; häufig Verursacher von Infektionskrankheiten, vor allem in tropischen und subtropischen Ländern; die Übertragung erfolgt vor allem durch Insekten (z.B. Stechmücke, Tsetsefliege), aber auch durch schlechte Hygiene oder verunreinigte Lebensmittel

Sechs-Phasen-Tabelle Die Homotoxikologie teilt die Giftabwehrreaktion des Körpers (die Schwere der Erkrankung) in sechs Phasen ein. In den ersten drei Krankheitsphasen hat der Körper dabei noch die Möglichkeit, auch aus eigener Kraft wieder zu gesunden. Die folgenden drei Phasen sind Ausdruck einer zunehmenden Zellschädigung durch die Giftstoffe. In diesen Phasen, die von den vorhergehenden durch den sogenannten biologischen Schnitt getrennt werden, ist nur noch durch eine therapeutische Unterstützung mit z.B. Antihomotoxischen

Präparaten eine weitgehende Gesundung des Körpers zu erwarten.

Toxine — Giftstoffe, die von Tieren, Pflanzen oder Mikroben (z.B. Bakterien) ausgeschieden werden

Tuba auditiva — „Ohrtrompete" (von lat. tuba = Röhre, Trompete), röhrenförmige Verbindung zwischen der Paukenhöhle des Ohres und dem Rachen, die dem Druckausgleich zwischen Paukenhöhle und Außenluft dient

Vikariation — lat. = stellvertretend, im Sinne Reckwegs die „Wanderung" einer Krankheit/Störung zwischen verschiedenen Organen und Phasenstufen (→ Sechs-Phasen-Tabelle)

Viren — infektiöse Partikel (20 bis 300 nm Durchmesser), die sich in Körperzellen einnisten und mit Hilfe spezieller Mechanismen die Zellstrukturen für die eigene Vermehrung nutzen

Würmer — parasitische Infektionserreger, die direkt über die Haut oder Schleimhaut in den Organismus eindringen können; häufig werden sie von Gliederfüßlern, vor allem von Insekten und Spinnentieren, übertragen

15 Weiterführende Literatur

Borelli, S.; Rakowski, J.
Neurodermitis.
Niedernhausen: Falken 1996

Eisele, H.
Erkältungen sanft und natürlich heilen.
München: Südwest 1995

Hofmann, I.; Hilgers, A.
Fitmacher fürs Immunsystem.
Berlin: Mosaik 1997

Killmann, M.; Stör, W.
Heuschnupfen natürlich behandeln.
München: Gräfe und Unzer 1996

Kraske, E-M.
Candida-Pilzinfektionen natürlich behandeln.
München: Gräfe und Unzer 1996

Pighin, G.; Wormer E.
Allergien heilen durch Immunbehandlung.
München: Südwest 1996Reckeweg H.-H.

Reckeweg H.-H.
Homoeopathia Antihomotoxica – Symptomen- und Modalitätenverzeichnis mit Arzneimittellehre.
Baden-Baden: Aurelia 1999

Scholz, N.; Luhr, K.; Daniel, H.
Fitness für den Darm.
Berlin: Verlag Gesundheit 1998

16 Patientenvereine und Selbsthilfegruppen

Deutscher Allergie- und Asthmabund e.V.
Selbsthilfegruppe
Hindenburgstraße 110
41061 Mönchengladbach
Telefon: (0 21 61) 8 14 94–0
Telefax: (0 21 61) 8 14 94–30

Deutscher Neurodermitikerbund e.V.
Spaldingstraße 210
20097 Hamburg
Telefon: (0 40) 23 08 10
Telefax: (0 40) 23 10 08

Interessengemeinschaft Homotoxikologie und Gesundheit e.V. (IHG)
Bahnackerstraße 16
76532 Baden-Baden
Telefon: (0 72 21) 6 32 59
Telefax: (0 72 21) 6 00 62